Die Trennkost erfüllt die Forderung des Hippokrates:

„Die Nahrung soll Euer Heilmittel sein!"

Entdecken Sie mit der Trennkost ganz neue
Möglichkeiten der gesunden Ernährung.

Ursula Summ

Trenn dich schlank

Abnehmen mit Trennkost für eine Person

Bassermann

Hinweise zu den Rezepten

○ Alle Rezepte, die ich in diesem Buch für Sie zusammengestellt habe, sind leicht nachvollziehbar. Sie sollen Ihnen beispielhaft zeigen, wie man Nahrungsmittel aus der Eiweiß- und aus der Kohlenhydratgruppe jeweils mit neutralen Nahrungsmitteln kombinieren kann.

○ Damit Ihnen die Zuordnung der Rezepte in die drei Gruppen leichter fällt, sind die Rezeptnamen verschiedenfarbig ausgezeichnet:

blau = Eiweißgericht

grün = neutrales Gericht

orange = Kohlenhydratgericht

○ Die Angaben zu **Kilokalorien (kcal)** und **Kilojoule (kJ)** beziehen sich immer auf 1 Portion bzw. 1 Stück.

○ Die **Zutatenmengen** beziehen sich in der Regel auf die ungeputzte Rohware.

○ Die **Zubereitungszeit** in den Rezepten beinhaltet sowohl die Vorbereitungszeit (waschen, putzen, klein schneiden) als auch die Gar- oder Backzeit. Es handelt sich dabei um Durchschnittswerte. Besondere Zeiten, wie Quellzeit, Zeit zum Gehen oder zum Kühlen, sind extra ausgewiesen. Mithilfe dieser Angaben können Sie schnell erkennen, wie viel Zeit Sie für die Gesamtzubereitung einplanen müssen.

○ Einige der in den Rezepten verwendeten Zutaten sind fast ausschließlich im Reformhaus oder im Naturkostladen erhältlich. **Frutilose** ist ein schonend eingedampfter Obstdicksaft. Er schmeckt sehr mild, weil ihm Fruchtsäuren entzogen wurden.

○ Zum Salzen empfehle ich **Meersalz**, das lebensnotwendige Vitamine und Mineralstoffe enthält, z. B. Jod. Auch **Kräutersalz** (sein Kochsalzgehalt liegt bei etwa 84 %) ist gut zum Abschmecken geeignet.

○ **Vegetarische Gemüsebrühe** als Streuwürze (Instantpulver) wird nur aus pflanzlichen Zutaten hergestellt und ist daher cholesterinfrei. Außerdem enthält sie keine gehärteten Fette.

○ In der Trennkost spielen die Auswahl und der richtige Gebrauch von **Ölen und Fetten** eine wichtige Rolle. Empfehlenswert sind naturbelassene, kaltgepresste, unraffinierte Öle, die viel wertvolle mehrfach ungesättigte Fettsäuren enthalten. Oliven-, Sonnenblumen-, Distel-, Weizenkeim-, Leinsamen- und Maiskeimöl sind in dieser Qualität erhältlich. Butter und ungehärtete Pflanzenfette, z. B. Reformhausmargarine, sind ebenfalls empfehlenswert.
Da Fette aber viele Kalorien enthalten, sollten Sie sie nur in kleinen Mengen verwenden. Man darf sie nie stark bräunen oder sogar überhitzen.

Verzeichnis der Abkürzungen	
TL	= Teelöffel (gestrichen)
EL	= Esslöffel (gestrichen)
g	= Gramm (1000 g = 1 kg)
kg	= Kilogramm
ml	= Milliliter (1000 ml = 1 l)
l	= Liter
Msp.	= Messerspitze
P	= Päckchen
Std.	= Stunde(n)
Min.	= Minuten
kcal	= Kilokalorien (1 kcal = 4,2 kj)
kJ	= Kilojoule
Fett i. Tr.	= Fett in der Trockenmasse
TK-...	= Tiefkühl-...
°C	= Grad Celsius

Inhalt

Rezepte

Zum Nachschlagen

Vorwort von Ursula Summ

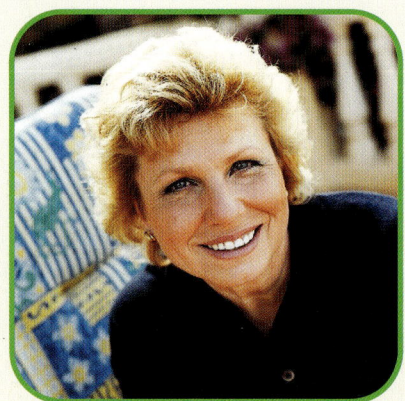

Liebe Leserinnen, liebe Leser,

wenn Sie von Trennkost hören, dann denken Sie sicher zuerst einmal ans Abnehmen. Denn keine andere Ernährungsform wurde irrtümlich so oft als Diät bezeichnet wie die Hay'sche Trennkost. In Wirklichkeit handelt es sich hier aber um eine Ernährungsumstellung, allerdings um eine mit besonderen Eigenschaften: Sie entgiftet und entsäuert den Körper, schont die Organe während der Verdauungsphase und als angenehme Begleiterscheinung verliert der Körper dabei überflüssige Pfunde. Weitere Vorteile sind die herrlich schmeckenden Gerichte, die wegen der leichten Zubereitung auch von Menschen mit bescheideneren Kochkünsten zubereitet werden können. Auch am Arbeitsplatz, im Restaurant oder im Urlaub lassen sich Mahlzeiten im Rahmen der Trennkost problemlos zusammenstellen. Die Trennkost faszinierte bisher Millionen und beeindruckt weiterhin täglich neue Menschen. Es sind die positiven Erfahrungen, die durch Mundpropaganda immer weiter verbreitet werden.

Begonnen hat die ganze Geschichte in Amerika zu Beginn des 20. Jahrhunderts, wo Dr. Howard Hay nach einer Lösung seiner schweren Nierenerkrankung suchte. Seine Kollegen hatten Dr. Hay längst aufgegeben, als es ihm gelang, sich selbst zu heilen. Seine persönlichen Erkenntnisse hielt er daraufhin in einem Buch fest, das 1939 durch Zufall in die Hände des deutschen Arztes Dr. Ludwig Walb gelangte. Dieser erkannte sehr schnell die Vorzüge dieser Ernährungsweise, nannte sie „Trennkost" und verbreitete diese erfolgreich hierzulande. Doch vielen „modernen" Wissenschaftlern war die Trennkost ein Dorn im Auge: viel zu einfach, um Heilung erzielen zu können. Kritische Beobachter boykottierten sie so lange, bis die Trennkost an Glaubwürdigkeit verlor. Lange Zeit blieb es still um die Trennkost, und fast schien es, als sei dieser Schlüssel zur Gesundheit für immer verloren.

Wenn ich mir im Nachhinein die Geschichte der Trennkost betrachte, kann ich es selbst nicht fassen, dass durch meine verzweifelte Suche nach einer schlankeren Figur die entscheidenden Weichen für das neue Aufleben der Hay'schen Trennkost gestellt wurden.

Ich ging 1978 völlig unbedarft an dieses Thema heran. Damals hatte ich nur ein einziges Ziel vor Augen: endlich für immer schlank zu werden. Ich hatte im Vorfeld schon sämtliche Diäten ausprobiert, wobei mein armer Körper immer dicker und kränker wurde. Irgendwann spielte dann

mein gesamter Organismus verrückt. Rheuma, Gicht, Probleme mit der Verdauung, Kopfschmerzen, eine entzündete Bauchspeicheldrüse sowie eine offene Hautallergie an den Händen und im Gesicht quälten mich schrecklich.

Dann endlich die erlösende Lehre der Hay'schen Trennkost. Mit dieser Ernährungsform konnte ich nicht nur mein extremes Übergewicht in normale Bahnen lenken, sondern auch am eigenen Körper beobachten, wie meine Krankheiten völlig ausheilten. Mit diesen Erfahrungen ging ich in die Öffentlichkeit. Als Leiterin von Trennkost-Seminaren durfte ich miterleben, wie viele kranke Menschen nach dieser Nahrungsumstellung gesund wurden. Zuerst glaubte ich an Zufälle, doch immer wieder bestätigten mir Kursteilnehmer unabhängig voneinander die Verbesserung ihres Gesundheitszustands. Sie brauchten plötzlich keine Medikamente mehr, Mi-

gräneanfälle blieben aus, Magenbrennen und Verstopfungen verschwanden, hohe Blutfett- und Cholesterinwerte sanken und lästige Wechseljahresbeschwerden traten nicht mehr auf.

1994 gründete ich dann den ersten Trennkost-Club im Internet. Von nun an hatten weltweit alle Trennkost-Interessierten Zugang zu meinem reichen Erfahrungsschatz. Jeder kann hier, auch ohne Fachwissen, mit anderen Trennköstlern in Kontakt treten, mit ihnen kommunizieren oder sich einfach nur Rat holen. Wer möchte, kann auch per Fernlehrgang einen Trennkost-Abnehmkurs belegen oder sich hier zum/zur Trennkost- Berater/-in ausbilden lassen. Gerne begrüße ich Sie.

Ich wünsche Ihnen eine erlebnisreiche und schöne Zeit.

Herzlichst, Ihre Ursula Summ

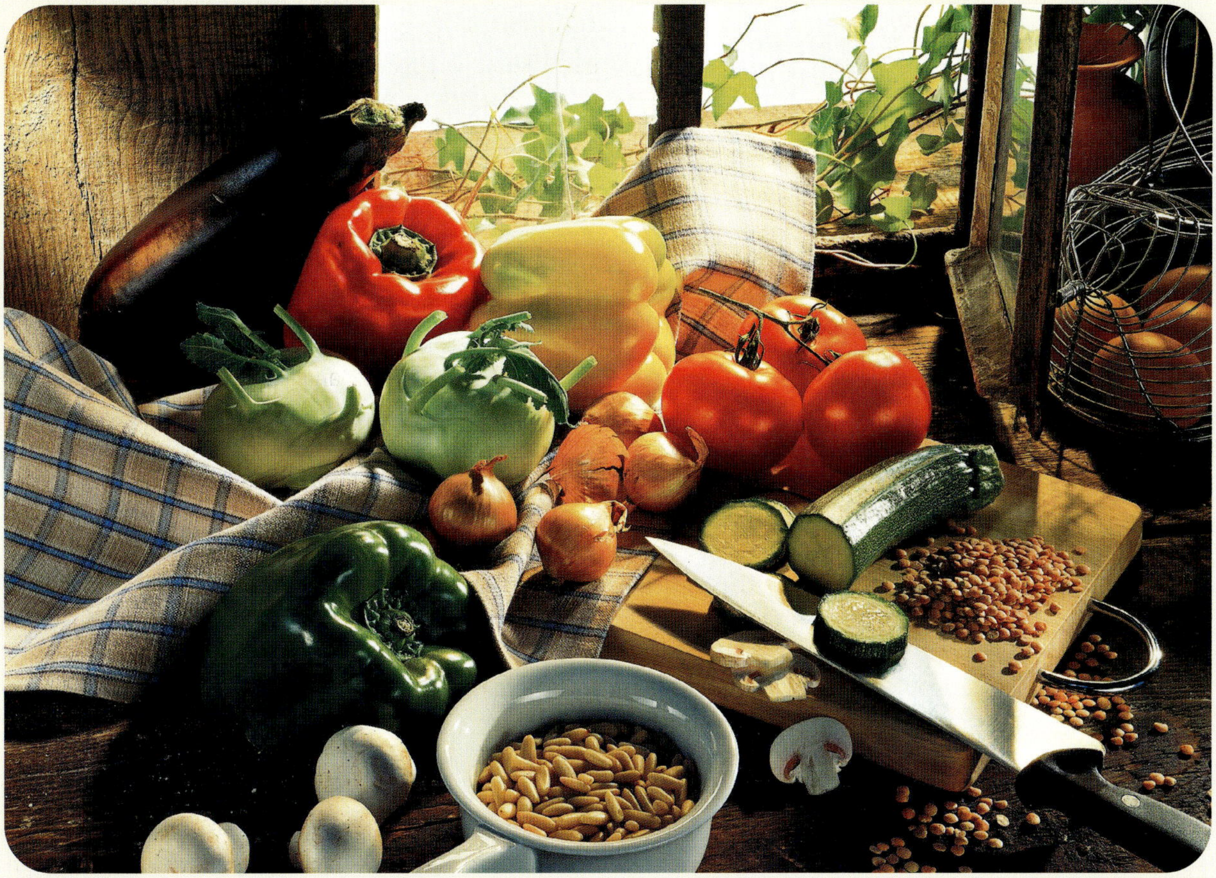

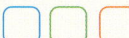

Falsche Ernährung und ihre Folgen

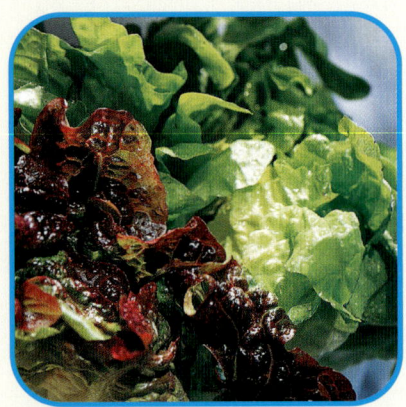

Aus Zeitgründen greifen heute sehr viele Menschen zu Fertigprodukten oder ernähren sich im Fast-Food-Bereich. Dadurch werden dem Körper oftmals zu wenige Vitalstoffe in Form von Vitaminen, Mineralstoffen, Spurenelementen und Enzymen zugeführt. Welch dramatische Folgen eine falsche Ernährung haben kann, beweisen die vielen ernährungsbedingten Krankheiten, wie z. B. übersäuerter Magen, Verdauungsprobleme, Darmerkrankungen, Gicht, Rheuma, Stoffwechselstörungen, Bluthochdruck, Diabetes Typ 2, Gefäßschäden, Arthrose, Arthritis, Herz-Kreislauf-Probleme, Herzinfarkt, Schlaganfall oder sogar Krebs. Natürlich spielen bei den genannten Krankheiten auch andere Faktoren eine wichtige Rolle, doch durch eine gesunde Ernährung ließe sich vieles vermeiden.

Säuren – die schleichende Selbstvergiftung

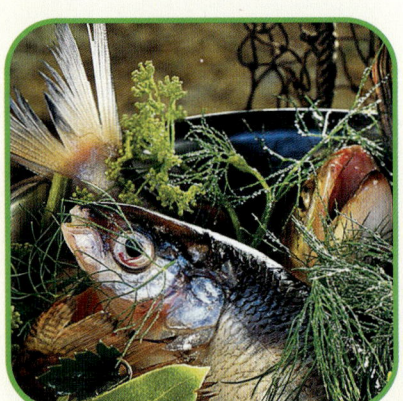

Der Mensch ist sauer! Dies sagt man, wenn die allgemeine Stimmungslage griesgrämig und missvergnügt ist. Aber ich spreche jetzt hier nicht von einer gereizten Stimmung, sondern von sauren Stoffen im Körper, die eine Gewebsübersäuerung verursachen.
Erstes Anzeichen einer starken Übersäuerung kann eine bleierne Müdigkeit sein. Mit den Jahren bemerkt man dann vielleicht ein langsames Nachlassen der Konzentration, Kopfschmerzen, Verspannungen der Muskulatur, Kreislaufstörungen oder Ähnliches. Um diese Zusammenhänge besser zu verstehen, sollte man sich vor Augen halten, dass im Körper täglich unzählige Prozesse ablaufen: Wachstum, Zellerneuerung, Produktion von Körperwärme.

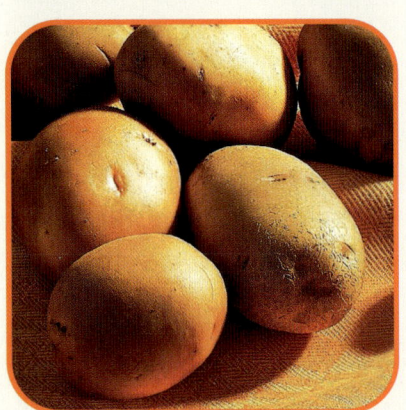

Für all diese Aktivitäten benötigt der Körper Energie. Den Ausgangsstoff für die Energiegewinnung liefert ihm die Nahrung mit ihren Eiweißen, Kohlenhydraten und Fetten. So unentbehrlich diese Bausteine auch sind, es bleiben nach ihrer Aufspaltung und Verstoffwechslung saure Abfallstoffe zurück, wie Harn- und Milchsäure, Kohlensäure und die stickstoffhaltigen Abfallstoffe. Je mehr Eiweiße, Kohlenhydrate und minderwertige Fette wir zu uns nehmen, umso höher sind die belastenden Rückstände in unserem Organismus.

Auch Kaffee, schwarzer Tee, Kakao, Alkohol, Nikotin und einige Medikamente hinterlassen saure Rückstände im Körper. Ebenso werden Farb- und Konservierungsstoffe sowie andere Substanzen zum Teil im menschlichen Organismus eingelagert. Aber nicht nur Nahrungsmittel hinterlassen im Körper schädliche Substanzen. Auch Stress, Ärger, Streit, Aggres-

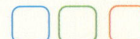

sionen, ein plötzlicher Schreck oder eine unvorhersehbare Freude können in Sekundenschnelle den Säurewert im Körper ansteigen lassen.

Zum Glück verfügt der Organismus über ein gut funktionierendes Puffersystem, auch werden diese giftigen Substanzen zum Teil über Nieren, Darm, Haut und Lungen wieder ausgeschieden, doch eine unaufhörliche Flut saurer Rückstände kann auch der Gesündeste auf Dauer nicht verkraften.
Ein junger, gesunder Körper hat noch reichlich Platz, diese überschüssigen Säuren einzulagern.
Er transportiert sie dorthin, wo sie am wenigsten stören: in das Bindegewebe, in die Zellen, an die Gefäßwände, in das Auge, in die Gelenke, in die Muskulatur, in die Organe, in die Sehnen und Bänder sowie in und unter die Haut.

Da dieser Prozess der Selbstvergiftung so langsam vonstattengeht, wird er wenig beachtet. In der Tat lässt sich unser Körper auch lange Zeit nichts anmerken, doch mit zunehmendem Alter kann eine Übersäuerung zu den bekannten Zivilisationskrankheiten führen. Übrigens, nicht nur ein übergewichtiger Körper kann unter diesen Symptomen leiden, auch ein schlanker Körper kann stark übersäuert sein.

Die Selbstvergiftung stoppen

Dieser schleichende Selbstvergiftungsprozess kann durch eine vernünftige Ernährung verhindert werden. Dabei helfen Basen, die chemisch gesehen das Gegenteil der Säuren sind. Die basischen Stoffe sind in Gemüse, Salaten, Rohkost, Obst, Keimlingen und Kartoffeln enthalten. Sie sind fähig, den Überschuss an Säuren zu neutralisieren und aus dem Körper auszuscheiden. Der Körper verfügt auch über eigene Basenreserven. Sie sind Bestandteile unserer Knochen, Knorpel, Gelenke, Sehnen und Bänder. Werden bei den täglichen Mahlzeiten dem Körper nicht genügend basische Stoffe in Form von Vitaminen, Mineralstoffen, Enzymen und Spurenelementen zugeführt, holt er sich diese aus den eigenen Depots. Ganz langsam entmineralisiert sich so der Körper; Muskulatur und Knorpel bauen sich ab und die Knochen entkalken.

Die Hay'sche Trennkost reguliert das Säuren-Basen-Gleichgewicht, indem dem Körper hochwertige Vitamine, Mineralien und Enzyme zugeführt werden. Gleichzeitig findet eine schonende Entgiftung und Entsäuerung des Körpers statt.
.

Trennkost – die gute Ernährungslehre

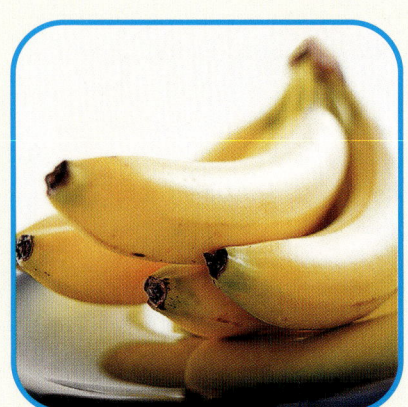

Schon in früheren Zeiten, als die Menschen noch sehr stark im Einklang mit der Natur standen, wurde eine Art Trennkost praktiziert. Nur selten kamen Fleisch oder Fisch gleichzeitig mit Kartoffeln oder anderen Beilagen auf den Tisch. Dies gezwungenermaßen, denn im Kampf um die tägliche Nahrung gab es nicht viel Auswahl. Es gab Kohl, Rüben, Sauerkraut, Hafersuppe, Vollkornfladen und Ähnliches. Man war, um nicht zu verhungern, auf Nahrungsqualität angewiesen.

Heute, wo nicht mehr um das tägliche Brot gerungen werden muss, ist die Auswahl der Nahrung riesig groß. Dementsprechend groß ist auch die Unordnung bei der Zusammenstellung der täglichen Mahlzeiten. Viele Menschen wissen gar nicht um die Verträglichkeiten und Unverträglichkeiten der einzelnen Nahrungsmittel untereinander, spüren aber des Öfteren nach dem Essen ein Missbehagen im Magen- und Darmbereich. Medikamente schaffen Abhilfe, sind aber auf Dauer keine Lösung. Die bessere Alternative ist das Wissen um eine gute Ernährung.

Der Erfinder

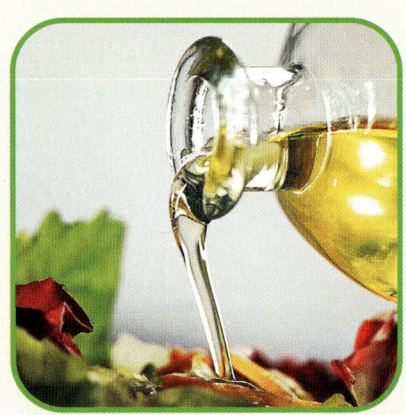

Dr. Howard Hay (1866 – 1940) war seiner Zeit weit voraus. Bedingt durch seine eigene schwere Krankheit, er litt an der Bright'schen Nierenerkrankung mit Bluthochdruck und Herzerweiterung, begab er sich auf die Suche nach Möglichkeiten, seinen Gesundheitszustand zu verbessern, ja sich sogar selbst zu heilen – und das ist ihm auch gelungen.

Mit großer Willenskraft und einem enormen Gespür für eine harmonische und logische Lebensführung verwarf er alle Regeln des „normalen" Essens. Er trennte die sehr eiweißreichen Nahrungsmittel von den kohlenhydratreichen, teilte sie außerdem in Basen bildende und Säure bildende ein und ernährte sich vollwertig. Er wollte keine Diät erfinden, sondern vielmehr durch Beobachtung von Naturvölkern eine gesund machende und gesund erhaltende Ernährungsweise entwickeln.

Die Entwicklung geht weiter

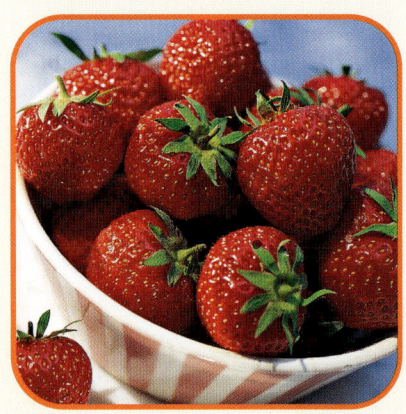

Inzwischen ist ein Jahrhundert vergangen, und was in den Siebzigerjahren fast niemand für möglich hielt: Die Trennkost überlebte und ist heute populärer denn je. Ja, ich freue mich darüber, wie aufgeschlossen viele moderne Menschen dieser Form der Ernährung gegenüberstehen. Zu verdanken ist dieser Erfolg den guten Erfahrungen, die die Menschen mit dieser natürlichen Ernährungsform gemacht haben. Bedingt durch diese positive Mundpropaganda wurden Ärzte und Wissenschaftler aufmerksam. Diese brachten schließlich durch wissenschaftliche Untersuchungen Beweise für die Wirksamkeit der Trennkost.

So lieferte der deutsche Arzt Dr. med. Martin Noelke nach umfangreichen Blutuntersuchungen und ausführlichen Experimenten an Trennköstlern und Nicht-Trennköstlern die Erkenntnis, warum man mit der Trennkost abnimmt. Er brachte den Nachweis, dass Trennkost den Blutzuckerspiegel nicht unnötig erhöht. Dementsprechend gering ist auch die Insulinentwicklung, die, so Dr. Noelke, die Schlüsselsubstanz für die Fettgewebsneubildung darstellt.

Auch die australischen Forscherinnen Susanne H. A. Holt und Janet C. Brand Miller von der Universität Sydney erforschten die Abhängigkeit der Insulinentwicklung im Körper von der Art der aufgenommenen Mahlzeit. Dabei entdeckten sie, dass die Bauchspeicheldrüse bei gemischten Speisen mit einer stark ansteigenden Insulinkurve antwortete – noch höher, als hätte man nur Weißbrot gegessen.

Eine ähnliche Entdeckung machten auch Wissenschaftler der Harvard-Universität in Boston. Sie entdeckten, dass Übergewicht oftmals die Folge von einer selbst herbeigeführten Insulin-Überproduktion ist. So leiden viele dicke Menschen daran, dass ihre Bauchspeicheldrüse aufgrund falscher Ernährung zu viel Insulin produziert.

Heute ist wissenschaftlich belegt, dass sich ein niedriger Insulinspiegel positiv auswirkt, nicht nur bei der Gewichtsreduktion, sondern auch auf die vielen Erkrankungen, die mit Übergewicht verbunden sind.

Erinnerung

Ich erinnere mich noch sehr gut an meine ersten Trennkost-Vorträge. Das war 1978. Ich stürzte mich voller Elan und Begeisterung in meine neue Aufgabe und war der festen Überzeugung, mit einleuchtenden Argumenten die damals fast vergessene Trennkost sehr schnell wieder in Umlauf zu bringen. Doch harte Arbeit stand mir bevor. Die eingefleischten Allesesser wollten von den alten, so lieb gewordenen Gewohnheiten nicht loslassen. So musste ich viel entmutigende Bemerkungen und belastende Diskussionen über mich ergehen lassen. Aber ich hielt durch, wusste ich doch, die Zeit der Trennkost wird kommen. Nun ist sie da, und es erfüllt mich mit sehr vielen schönen Gefühlen, an einer so großen Sache beteiligt zu sein.

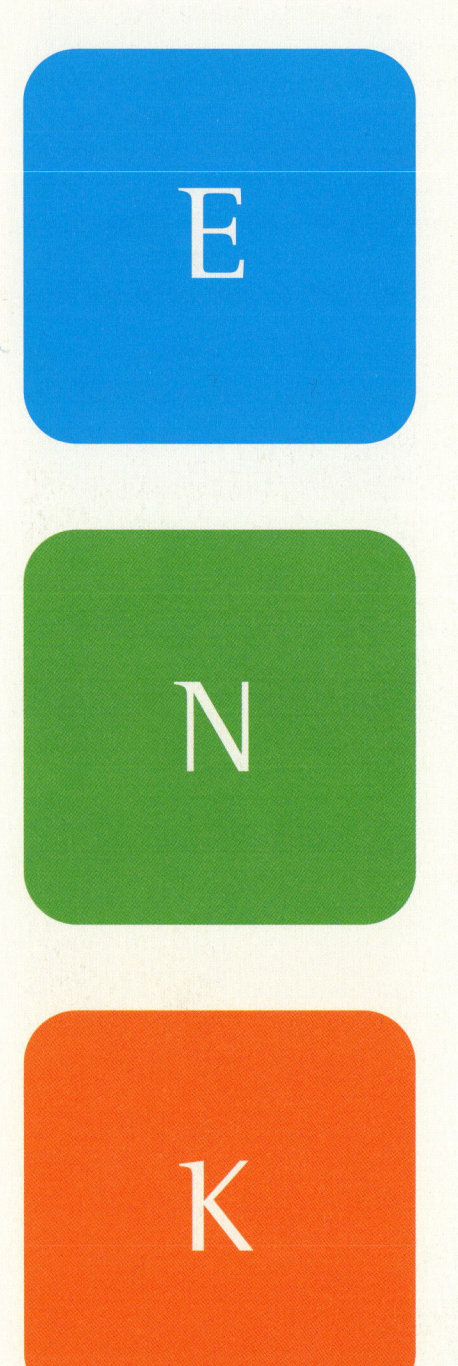

Trennkost – richtig kombinieren

Die folgende Aufstellung zeigt Ihnen, welche Nahrungsmittelgruppen gemeinsam eingenommen werden können.

Kombinieren Sie Lebensmittel aus der Kohlenhydratgruppe mit Lebensmitteln aus der neutralen Gruppe. Auch die Lebensmittel aus der Eiweißgruppe können Sie mit denen aus der neutralen Gruppe kombinieren. Nicht gemeinsam verzehren sollten Sie Lebensmittel aus der Eiweißgruppe mit denen aus der Kohlenhydratgruppe.

Empfehlenswert: Eiweißgruppe + neutrale Gruppe

Empfehlenswert: Kohlenhydratgruppe + neutrale Gruppe

Nicht empfehlenswert: Kohlenhydratgruppe + Eiweißgruppe

Das Missverständnis um die neutralen Lebensmittel

Da es in der Vergangenheit Missverständnisse gab, was den Verzehr der neutralen Nahrungsmittel angeht, war es notwendig, den Trennungsplan besser zu erklären. Das Wort „neutral" verleiht diesen Lebensmitteln eine gewisse Unbedenklichkeit und viele glauben, hier ordentlich zugreifen zu können. Dabei bedeutet „neutral" nicht kalorienarm, sondern lediglich, dass diese Zutaten sowohl mit eiweißreicher als auch mit kohlenhydratreicher Nahrung verzehrt werden dürfen.

Zu häufig wurde bei verschiedenen neutralen Produkten wie Sahne, Vollfettkäse, roher Schinken, Räucherlachs oder klaren Schnäpsen, übermäßig zugegriffen. Diese Lebensmittel dienen aber nur der Bereicherung und geschmacklichen Verfeinerung der Mahlzeiten und sollten daher nur in kleinen Mengen auf dem Speiseplan stehen. Darum wurden die Lebensmittel der neutralen Gruppe unterteilt in zwei Gruppen:

Gruppe 1: diese Lebensmittel nur sparsam verwenden
Gruppe 2: diese Lebensmittel können ohne Begrenzung verzehrt werden

Die Aufteilung der neutralen Kost in zwei Untergruppen hat ihren Grund nicht nur in der höheren Kalorienzahl, sondern vor allem im Fett- und Salzgehalt bestimmter Nahrungsmittel. Ein Beispiel: Sie essen zwei Scheiben Vollkornbrot, gut belegt mit Butter und rohem Schinken. Die

Butter und der Schinken zählen beide zur neutralen Kost. Diese kleine Mahlzeit ist, abgesehen von den Kalorien, gehaltvoller als mancher glaubt. Denn sie enthält den gesamten Tagesbedarf an Salz, wodurch vermehrt Wasser im Körper gebunden wird. Die Folgen von zu hohem Salzkonsum können Wasseransammlungen im Gewebe sein. Auch ein Austrocknen der Nieren ist nicht auszuschließen. Letztendlich werden Herz und Kreislauf unnötig belastet. Dies alles geht auf Kosten der Gesundheit und bedeutet gleichzeitig Energieverlust. Richtiger wäre es daher, Butter und Schinken zu reduzieren und zusätzlich vorab einen großen Teller der ebenfalls neutralen Lebensmittel Salat oder Gemüse zu essen. Der frische Salat oder das Gemüse bewirkt eine Körperreinigung und zusätzliche Auffüllung der Basendepots. Salat und Gemüse enthalten neben anderen wertvollen Stoffen sehr viel Kalium, dem natürlichen Gegenspieler von Natrium. Die Nierentätigkeit steigt dadurch und es wird vermehrt Wasser ausgeschieden. Mit dem verlorenen Wasser sinkt gleichzeitig das Gewicht.

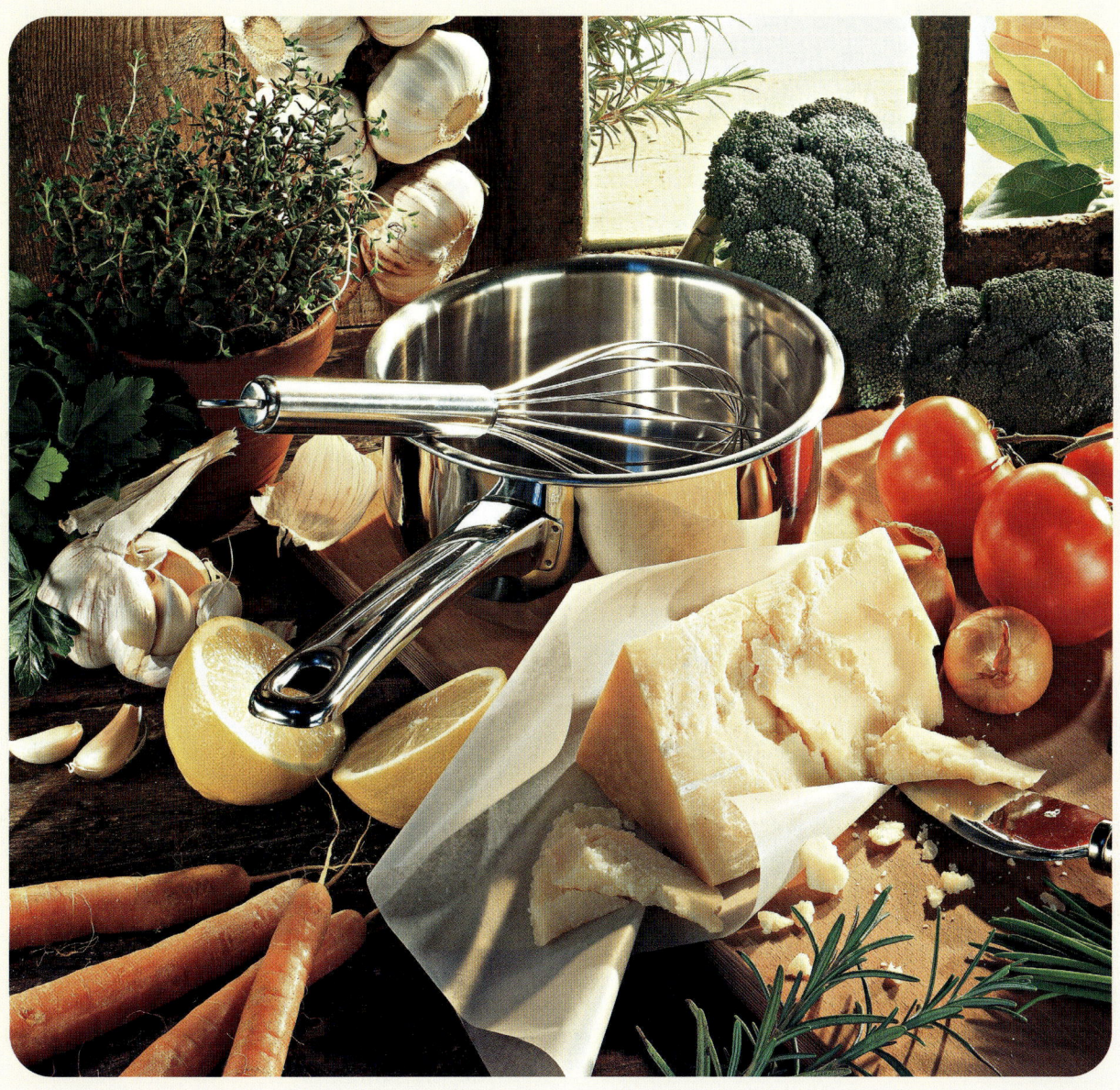

Der große Trennungsplan

Überwiegend eiweißhaltige Lebensmittel

Eiweißhaltige Speisen nur mit neutralen Lebensmitteln (aus Gruppe 1 und 2) verbinden

Gegarte Fleischsorten aller Art,

jedoch Schweinefleisch bitte meiden
Bratenfleisch, Steaks, Rouladen, Schnitzel, Gulasch, Hackfleisch vom Rind, Kalb, Lamm, Geflügel, Gans, Ente, Wild, Fleischfond

Gegarte Fischsorten und Krustentiere

Brasse, Flunder, Forelle, Hering, Heilbutt, Kabeljau, Krebs, Lachs, Langusten, Rotbarsch, Scholle, Seelachs, Seeteufel, Steckmuscheln, Thunfisch, Tintenfisch unpaniert, Fischfond

Eier

Eier in jeder Form und Zubereitungsart: gefüllte und gekochte Eier, Omelette, pochierte Eier, Rühr- und Spiegeleier

Milch

Alle Trinkmilchsorten, egal welche Fettstufe

Käse

Alle erhitzten Käsesorten wie z. B. Allgäuer Bergkäse, Bel Paese, Biarom, Bierkäse, Blue Stilton, Bonbel, Burlander, Butterkäse, Cantadou, Cantal, Cheddar, Chester, Chorherrenkäse, Danbo, Donautaler, Edamer, Esrom, Fol Epi, Fontal, Gorgonzola, Gouda, Grünländer, Harvarti, Höhlenkäse, Illertaler, Jausenkäse, Maasdamer, Mondseer, Moosbacher, Münsterkäse, Old Amsterdamm, Original Sennkäse, Paladin, Pecorino, Pikantje von Gouda, Rottaler, Salzburger Bauernkäse, Steppenkäse, Tilsiter, Trappistenkäse

Getränke

Obstsäfte, Apfelwein, herber Weiß-, Rot- und Roséwein, trockener Sekt

Obst

Einheimische Sorten: Äpfel, frisch und saftig, Aprikosen, Birnen, Brombeeren, Erdbeeren, Himbeeren, Johannisbeeren, Kirschen, Mirabellen, Nektarinen, Pfirsiche, Pflaumen, Quitten, Reineclauden, Rhabarber, Sauerkirschen, Stachelbeeren, Weintrauben
Zitrusfrüchte und exotische Obstsorten: Ananas, Granatäpfel, Grapefruits, Kakis, Kiwis, Kumquats, Limetten, Litschis, Mandarinen, Mangos, Orangen, Papayas, Passionsfrüchte, Zitronen

Sonstiges

Gekochte Tomaten, Essig, Balsamico- und Himbeeressig

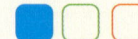

Neutrale Lebensmittel

Die Neutralen sind in 2 Gruppen unterteilt – nach Säure bildender und Basen bildender Kost.

**Neutrale Lebensmittel,
Gruppe Teil 1 (Säurebildner)**
Die Lebensmittel aus Teil 1 nicht zu üppig verwenden.

Fette
Kaltgepresste Öle, Butter, ungehärtete Margarine und Plattenfette

Gesäuerte Milchprodukte
Joghurt, Buttermilch, Dickmilch, Kefir, Quark, saure Sahne, süße Sahne, Crème fraîche, Kaffeesahne

Sojaprodukte
Sojamilch, –creme, –sahne, Sojafleisch, Tofu

> Tofu, Soja und Sojamilch zählten bisher zu den Eiweißen, aber nach den neuesten Erkenntnissen gehören sie in die Gruppe der Neutralen. Durch die Gerinnung haben diese bereits ihre erste Verstoffwechslung hinter sich und stören somit nicht den Verdauungsablauf.

Käse
Alle Käsesorten, die aus naturbelassener roher Milch geschöpft und hergestellt werden, sind durch Milchsäurebakterien gesäuert, damit leichter verdaulich und zählen zu den Neutralen. Bei pasteurisierten Käsesorten fehlt oftmals die natürliche Säuerung, dadurch sind diese etwas schwerer verdaulich und zählen zu den Eiweißen.

Hartkäse: Beaufort, Caciocavallo, Comté, Fiore Sardo, Grana Padano, Greyerzer, Grüntener, Idiazàbal, Jurassic, Kefalotyri, Manchego, Montasio, Original Parmesan, Provolone, Sbrinz Switzerland, Urtaler.
Diese Sorten eignen sich frisch gerieben gut zu Nudelgerichten.

Schnittkäse: Allgäuer Emmentaler, Appenzeller, Asiago Pressato, Fontina, Halloumi, Majorero, Morbier, Pyrenäenkäse, Schweizer Raclette, Rahmgouda, Reblochon de Savoie, Salers, Thurgauer, Tomme de Savoie, Wörishofener.
Diese Sorten eignen sich gut als Brotbelag und zum Überbacken.

Weichkäse: Amalthée, Banon Chèvre, Brie de Meaux, Brocciu, Cabrales, Camembert, Chaource, Coulommiers, Epoisses, Feta, Fromage Hansi, Liptauer, Mont d'or, Munster Géromé, Pouligny Saint-Pierre, Roquefort, Sant Albray, Ziegenmünster.
Diese Sorten eignen sich gut als Brotbelag.

Sauermilch- und Frischkäse: Bresso (egal welche Fettstufe), Frischkäse, Handkäse, Harzer Roller, Hüttenkäse, Korbkäse, Mainzer, Mascarpone, Mozzarella, Olmützer Quargel, Picandou Fermier, Ricotta, Robiola Osella, Schafskäse, Tiroler Graukäse, Ziegenkäse.
Diese Sorten eignen sich gut als Brotbelag, teils zu Pellkartoffeln, teils auch zum Überbacken.

Rohe luftgetrocknete oder roh geräucherte Wurstwaren
Bündner Fleisch, Salami, Debracziner, Lachsschinken, roher Schinken

Neutrale Lebensmittel

Rohes Fleisch
Tatar: Rohes Fleisch nur ganz frisch verwenden und nicht zu häufig verzehren.

Fisch
Roh, mariniert: Bismarckhering, Lachs gebeizt, Matjeshering, Sardellen
Geräuchert: Aal, Bückling, Forelle, Heilbutt, Lachs, Makrele, Schillerlocken

Nüsse und Samen
Haselnüsse, Kokosnuss, Leinsamen, Mandeln, Mohn, Sesam, Sonnenblumenkerne, Walnüsse. Erdnüsse meiden, sie sind schwer verdaulich.

Essig und Essigersatz
Vergorenes Molkekonzentrat (Molkosan), Obstessig, Brottrunk, Feigen-Balsamico und sehr alte Balsamico-Essige

> Feigen-Balsamico oder sehr alte Balsamico-Essige haben aufgrund ihrer langen Lagerung ihre übermäßige Säure verloren und zeigen nun eine basische Reaktion. Darum können sie, ebenso wie der Obstessig, gut zusammen mit Kohlenhydraten genossen werden.

Klare hochprozentige Spirituosen
Korn, Wacholder, klarer Obstbrand

Sonstiges
Rosinen, Oliven, Eigelb, Hefe, frische Kokosmilch, Gemüsebrühe

Neutrale Lebensmittel, Gruppe Teil 2 (Basenbildner)
Neutrale Lebensmittel aus Teil 2 können ohne Mengenbegrenzung verzehrt werden.

Gemüse
Auberginen, Artischocken, Avocados, Brokkoli, Blumenkohl, grüne Bohnen, Chicoée, Chinakohl, grüne Erbsen, Fenchel, Grünkohl, Gurken, Knoblauch, Knollensellerie, Kohlrabi, Kürbis, Lauch, Mais frisch, Mangold, Melonen, Möhren, Okra, Palmherzen, Paprikaschoten, Peperoni, Radieschen, Rettich, rote Beten, Rosenkohl, Rotkohl, Sauerkraut, Schwarzwurzeln, Spargel, Spinat, Spitzkohl, Staudensellerie, rohe Tomaten, Topinambur, Weißkohl, Wirsing, Zucchini, Zwiebeln

Blattsalate
Bataviasalat, Eichblattsalat, Eisbergsalat, Endiviensalat, Feldsalat, Friséesalat, Kopfsalat, Lollo biondo, Lollo rosso, Radicchio, Rauke/Rucola, Römischer Salat

Pilze
Austernpilze, Champignons, Egerlinge, Morcheln, Pfifferlinge, Shiitake-Pilze, Steinpilze oder andere Waldpilze, Trüffeln

Sprossen und Keime
Alfalfasprossen, Mungobohnensprossen, Radieschensprossen oder andere Keimlinge

Geliermittel
Agar-Agar, Biobin, Gelatine (tierisches Produkt)

Sonstiges
Kräuter, Gewürze (Meerrettich, Pfeffer, Senf, Zitrusschale), Kräutertees, Malzkaffee, Naturmolke, Heidelbeeren, Stevia

Überwiegend kohlenhydrathaltige Lebensmittel

Kohlenhydrathaltige Speisen nur mit neutralen Lebensmitteln (aus Gruppe 1 und 2) verbinden.

Vollkorngetreide und Vollkornerzeugnisse
Amaranth, Buchweizen, Bulgur, Dinkel, Gerste, Grünkern, Hafer, Hirse, Quinoa, Roggen, Weizen, Getreideflocken, Vollkornbrot, Vollkornbrötchen, Kuchen und Gebäck aus Vollkornmehl, Vollkornnudeln, Hartweizennudeln ohne Ei, Naturreis, Parboiled Reis

Obst
Abgelagerte Äpfel, Bananen, frische Datteln, frische Feigen, ungeschwefeltes Trockenobst

Süßungsmittel
Agavendicksaft, Ahornsirup, Birnen- und Apfeldicksaft, Fruchtzucker, Frutilose, Honig
Diese Süßungsmittel dürfen alle in kleinen Mengen auch zum Abschmecken von Eiweißgerichten verwendet werden.

Sonstiges
Bier, Kartoffelstärke, getrocknete Pilze, getrocknete Tomaten

Diese Nahrungsmittel bitte meiden

Fertiggerichte und Konserven: Kleine Abweichungen sind erlaubt. So sind z. B. Tomaten aus der Dose erheblich gesünder als Wintertomaten aus dem Treibhaus. Dosentomaten werden in der Hauptsaison vollreif verarbeitet. Dadurch enthalten sie erheblich mehr vom gesunden roten Farbstoff „Lycopin". Dieser Stoff gehört zur Gruppe der Carotinoide und ist bekannt für seine zellschützende Wirkung. Frische Tomaten enthalten 5,8 mg Lycopin pro 100 g; Konserventomaten satte 14 mg/100 g. In konzentriertem Tomatenmark stecken sogar 42 mg auf 100 g. Auch Mineralstoffe wie Magnesium, Kalium und Calcium sind in Dosentomaten noch erhalten, doch das Vitamin C und die B-Vitamine bleiben beim Konservieren leider auf der Strecke.
Polierten Reis und **weißes Mehl** und die daraus hergestellten Produkte, z. B. süße und pikante Backwaren sowie helle Nudeln.
Vollkornnudeln sind nicht jedermanns Geschmack. Die Alternative dazu: Hartweizennudeln ohne Ei
Zucker, Süßstoffe und daraus hergestellte Produkte, z. B. Süßwaren, Marmeladen und Gelees
Schweinefleisch und Schweinefleischerzeugnisse wie Wurst und Schinken
Gehärtete Fette, z. B. normale Margarine, feste, weiße Frittier- und Bratfette (Plattenfette)
Bohnenkaffee, schwarzen Tee und Kakao in großen Mengen
Hochprozentige **Spirituosen**

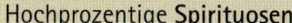

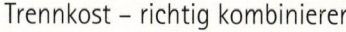

Die Trennkost
in der Praxis

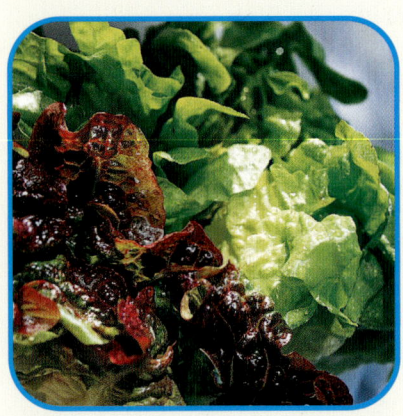

Im folgenden Kapitel erkläre ich Ihnen, wie einfach die Trennkost im täglichen Leben aussehen kann.

Umstellen auf Trennkost: der Umschalttag

Bevor Sie Ihre Ernährung auf Trennkost umstellen, sollten Sie einen Umschalttag einlegen. Dieser dient der Anregung des Stoffwechsels und auch der Entgiftung. Trinken Sie an diesem Tag besonders viel. Geeignet sind dafür natriumarmes stilles Mineralwasser sowie Tee (Früchte- und Kräutertee). Nachfolgend finden Sie drei verschiedene Vorschläge für den Umschalttag. Wählen Sie nach Belieben aus. Übrigens, bei allen Beispielen (außer beim Obsttag) können Sie morgens noch eine Kleinigkeit frühstücken.

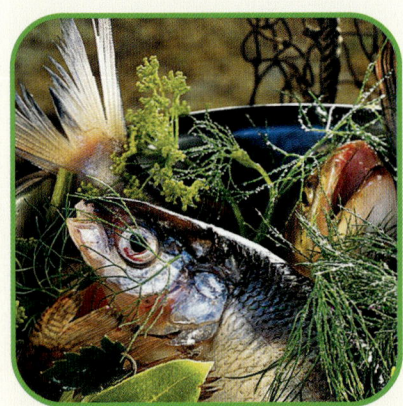

Gemüse-Salat-Tag: Essen Sie an diesem Tag Salat und/oder Gemüse der Saison in roher oder leicht gedünsteter Form. Die Menge dieser Lebensmittel richtet sich dabei ganz nach Ihrem persönlichen Appetit. Nach Belieben können Sie zum Würzen etwas Kräutersalz und zum Dünsten etwas Öl verwenden.

Obsttag: Bis zum Nachmittag können Sie an diesem Tag frische Früchte der Saison aus der Eiweißgruppe essen. Die Menge richtet sich auch hier nach Ihrem Appetit. Ab 17:00 Uhr stehen dann noch 2 mittelgroße Bananen oder 2 mittelgroße Pellkartoffeln auf Ihrem Speiseplan.

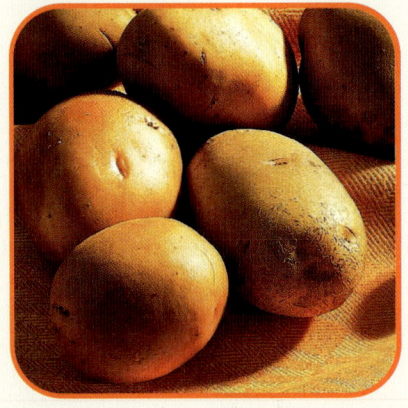

Kartoffelgemüsesuppen-Tag: An diesem Tag gibt es eine Suppe aus drei Kartoffeln, einer Zwiebel, einer großen Stange Lauch, einem Stück Knollensellerie und drei Möhren. Das exakte Gewicht spielt hier keine Rolle. Und so wird die Suppe zubereitet: Putzen Sie das Gemüse, waschen und zerkleinern Sie es. Dann geben Sie es in einen großen Topf, füllen mit Wasser auf und fügen nach Belieben frische, gehackte Kräuter und Gewürze (z. B. Petersilie, Majoran, Liebstöckel, Kümmel und Knoblauch) hinzu. Anschließend wird alles zugedeckt bei mittlerer Temperatur gegart, bis das Gemüse weich ist. Zum Schluss können Sie die Suppe mit etwas Gemüsebrühe abschmecken. Die Suppe dann über den Tag verteilt essen.

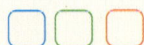

Frühstück

Beginnen Sie den Tag mit einem Obstfrühstück, einem Müsli, einem Eiergericht oder einem Brot mit Belag.

Wenn Sie morgens gerne **Obst** essen möchten, empfiehlt Dr. Hay, möglichst bei einer Sorte beziehungsweise bei artverwandten Früchten zu bleiben. Zum Beispiel Pfirsiche und Nektarinen, Apfelsinen und Mandarinen, bei Beerenobst Himbeeren, Erdbeeren, Brombeeren, bei Steinobst Mirabellen und Pflaumen usw. Diese zu den Eiweißen gehörenden Obstsorten sollte man nicht mit kohlenhydratreicher Kost mischen, da diese Kombinationen Unverträglichkeiten verursachen können.

Möchten Sie zum Frühstück lieber ein **Müsli** essen, dann geben Sie statt frischer Milch besser ein gesäuertes Milchprodukt hinzu, wie zum Beispiel Joghurt, Buttermilch, Kefir oder mit Wasser verdünnte Sahne. Zusätzlich können Sie das Müsli mit Nüssen, Rosinen, Honig, Banane oder mit einem abgelagerten Apfel anreichern.

Sie können sich auch **Spiegel- oder Rühreier** braten, dann aber kein Brot, sondern besser Tomaten, Gurken, Paprikaschoten oder Radieschen dazu essen.

Wenn Sie zum Frühstück lieber **Brot** essen möchten, dann achten Sie auch hier auf eine harmonische Zusammenstellung. Wählen Sie dazu aus dem Trennungsplan etwas aus der neutralen Gruppe aus. Da es keine hundertprozentige Trennung von eiweißhaltigen und kohlenhydrathaltigen Lebensmitteln gibt, kann man das Brot mit kleinen Mengen Wurst oder Käse belegen. Ebenfalls möglich sind süße Brotaufstriche, zum Beispiel Hagebuttenmus oder Marmelade aus Heidelbeeren.

Wenn Sie zum Frühstück auf **Kaffee** oder **schwarzen Tee** nicht verzichten möchten, dann sollte die Säure mit etwas Kaffeesahne oder Sojamilch gemildert werden.

1. Zwischenmahlzeit

Etwa 2 bis 3 Stunden nach dem Frühstück ist es sinnvoll, eine kleine Zwischenmahlzeit einzulegen. Hier bietet sich frisches säurereiches Obst an, wie zum Beispiel Ananas, Apfelsine, Erdbeeren, ein frischer saftiger Apfel oder eine Birne. Sie können aber auch in beliebiger Menge Möhren, Paprika, Gurke oder ähnliches rohes Gemüse essen, einen Joghurt zu sich nehmen oder ein Glas Buttermilch trinken.

Mittagessen

Mittags können Sie unter einer Eiweiß- **oder** einer Kohlenhydratmahlzeit auswählen. Wichtig ist, egal ob Sie eine Eiweiß- oder Kohlenhydratmahlzeit bevorzugen, dass Sie vor oder zu der Mahlzeit einen Teller Salat, Rohkost oder Gemüse essen. Nach dem Mittagessen sollten Sie Ihrem Magen eine Pause von etwa 3 bis 4 Stunden gönnen und in dieser Zeit nichts essen.

Trinken Sie vor dem Mittagessen in kleinen Schlucken noch ein großes Glas Wasser oder Tee. Zum Mittagessen selbst sollten Sie nichts trinken, da jedes Getränk die Verdauungssäfte im Magen verdünnt und die Verdauung so gestört und verzögert wird.
Sie können eine halbe Stunde vor dem Mittagessen säurereiches Obst essen. Es sättigt nicht nur, sondern reichert zusätzlich den gesamten Organismus mit wertvollen Vitaminen und Enzymen an. Da das Obst leicht verdaulich ist und sehr schnell im Körper verstoffwechselt wird, können Sie anschließend auch eine kohlenhydratreiche Mahlzeit zu sich nehmen.

Wenn Sie sich für eine **Eiweißmahlzeit** entscheiden, dann haben Sie die Wahl zwischen Fleisch, Fisch, Käse oder Ei. Bevorzugen Sie beim Einkauf von Fleisch die mageren Sorten, zum Beispiel Geflügel. Vermeiden Sie größere Mengen Fleisch, insbesondere Schweinefleisch und die daraus hergestellten Produkte. Legen Sie eventuell 2 bis 3 fleischlose Tage in der Woche ein, um einer Übersäuerung des Gewebes mit den damit verbundenen Stoffwechselstörungen vorzubeugen.

Wenn Sie sich mittags für eine **Kohlenhydratmahlzeit** entscheiden, dann können Sie unter Gerichten mit Getreide, Nudeln, Reis oder Kartoffeln wählen.

Zu besonderen Gelegenheiten oder festlichen Anlässen kann man zur Eiweißmahlzeit ein Glas trockenen Wein und zur Kohlenhydratmahlzeit ein Glas Bier trinken.

2. Zwischenmahlzeit

Am Nachmittag sinkt bei fast allen Menschen der Blutzuckerspiegel. Essen Sie jetzt eine reife Banane oder 2 Esslöffel Haferflocken mit Kefir. Süßen Sie die Haferflocken mit Honig und ein paar Rosinen. Oder wählen Sie ein Dessert aus dem Rezeptteil.

Abendessen

Speziell am Abend empfiehlt es sich, leicht verdaulich zu essen. Ein leichter Kohlenhydratimbiss fördert das Schlafhormon Melatonin, erleichtert so das Einschlafen und sorgt für einen erholsamen Schlaf. Auch hier sollte die Beilage aus Gemüse oder Salat nicht fehlen. Wenn Sie am Abend keine rohen Salate mehr vertragen, dann können Sie diese in etwas Butter oder Öl leicht dünsten.

Natürlich können Sie auch eine Eiweißmahlzeit wählen. Neuere Abnehmmethoden empfehlen, am Abend eiweißreich zu essen, um über Nacht die Fettreserven angreifen zu können. In Hinsicht auf den Blutzuckerspiegel und die Gewichtsabnahme hat dies durch das Ausbleiben des Insulinanstiegs sicherlich Sinn. Entscheiden Sie selbst nach eigener Verträglichkeit.

Bei der Trennkost kommt es nach den Mahlzeiten nicht zu einem Leistungsknick. Auch nach einer reichhaltigeren Mahlzeit bleibt man frisch und fit. Ganz anders bei einer gemischten Kost, bei der man etwa 20 Minuten nach dem Essen von einer bleiernen Müdigkeit befallen wird.

Empfehlenswerte Essenszeiten und -pausen

Mahlzeit	Essenszeit	Essenspause danach
Frühstück	8:00 Uhr	2 – 3 Stunden
1. Zwischenmahlzeit	11:00 Uhr	1 $\frac{1}{2}$ Stunden
Mittagessen	12:30 Uhr	3 – 4 Stunden
2. Zwischenmahlzeit	16:00 Uhr	2 Stunden
Abendessen	18:00 – 20:00 Uhr	bis zum Frühstück

Wochenplan

Montag

- Müsli, Honigbrötchen (S. 40) oder Bananenbrot (S. 38)
- Obst der Saison
- Kartoffelsalat mit Ziegenkäsedressing (S. 102)
- Rohkost (z. B. Möhren)
- Gefüllte Frikadellen mit Tomatensalat (S. 60)

Dienstag

- Müsli, Honigbrötchen (S. 40) oder Schlemmerknäcke (S. 33)
- 250 g Buttermilch oder Naturjoghurt
- Minifrikadellen mit Kohlrabi-Tomaten-Salat (S. 104)
- Erdbeerquark (S. 34)
- Paprikagemüse mit Spiegeleiern (S. 66)

Mittwoch

- Müsli, Honigbrötchen (S. 40) oder Rosinenbrötchen (S. 39)
- Rohkost der Saison
- Ei mit Tomatenquark (S. 96)
- Vollkornbrötchen mit Camembert
- Zwiebel-Pilz-Omelett (S. 59)

Donnerstag

- Müsli, Honigbrötchen (S. 40) oder Frischkäsebrot (S. 40)
- Birnenjoghurt (S. 35)
- Feigen-Nuss-Reis (S. 118)
- Rohkost der Saison
- Spinat mit Käsesauce (S. 89)

Freitag

- Müsli, Honigbrötchen (S. 40) oder Schnittlauchbrötchen (S. 43)
- Griechischer Naturjoghurt mit frischen Hasel- oder Walnüssen
- Apfelnudeln mit Backpflaumen (S. 117)
- Rohkost der Saison
- Lachskotelett mit Sellerie-Schnittlauch-Gemüse (S. 91)

Samstag

- Müsli, Honigbrötchen (S. 40) oder Tomatenbaguette (S. 43)
- Obst der Saison
- Brokkoli-Geflügel-Suppe (S. 79)
- Naturjoghurt mit frischen Beeren
- Zartes Zucchinigemüse mit Lammkotelett (S. 71)

Sonntag

- Müsli, Honigbrötchen (S. 40) oder Pistazien-Orangen-Creme (S. 37)
- Obst der Saison
- Seezungenfilet nach Sylter Art (S. 64)
- Vollkornkuchen
- Avocadobrot (S. 44)

Süße und pikante Brotzeiten, Müsli, Quark- und Joghurtspeisen

Sprossenmüsli

ca. 510 kcal

Zubereitungszeit: ca. 15 Minuten

Zutaten
4 EL Sprossen (z. B. Mungobohnenkeimlinge,
    Linsensprossen, Sojabohnensprossen)
½ Banane
1 Apfel (z. B. Cox Orange)
1 EL gehackte Mandeln
1 EL Sonnenblumenkerne
1 Becher Joghurt (150 g)

- Alle Sprossen gut abspülen und in die Mitte einer Müslischale legen.
- Die Banane schälen und in Scheiben schneiden. Den Apfel waschen, vierteln, entkernen.
- Die Apfelviertel längs halbieren und in feine Schnitze schneiden. Das Obst zu den Sprossen geben.
- Die Mandeln mit den Sonnenblumenkernen in einer beschichteten Pfanne ohne Fettzugabe kurz anrösten, bis sie zu duften beginnen.
- Inzwischen den Joghurt mit dem Schneebesen cremig rühren und über die Sprossen gießen. Zuletzt alles mit gerösteten Kernen bestreuen.

Apfel-Möhren-Rohkost

ca. 270 kcal

Zubereitungszeit: ca. 15 Minuten

Zutaten
1 säuerlicher Apfel
1 EL Zitronensaft
3 mittelgroße Möhren
2 EL Sahne
5 gehackte Mandeln

- Den Apfel raspeln und mit Zitronensaft beträufeln. Die Möhren grob raspeln.
- Apfel und Möhren mit Sahne vermischen und mit den gehackten Mandeln bestreuen.

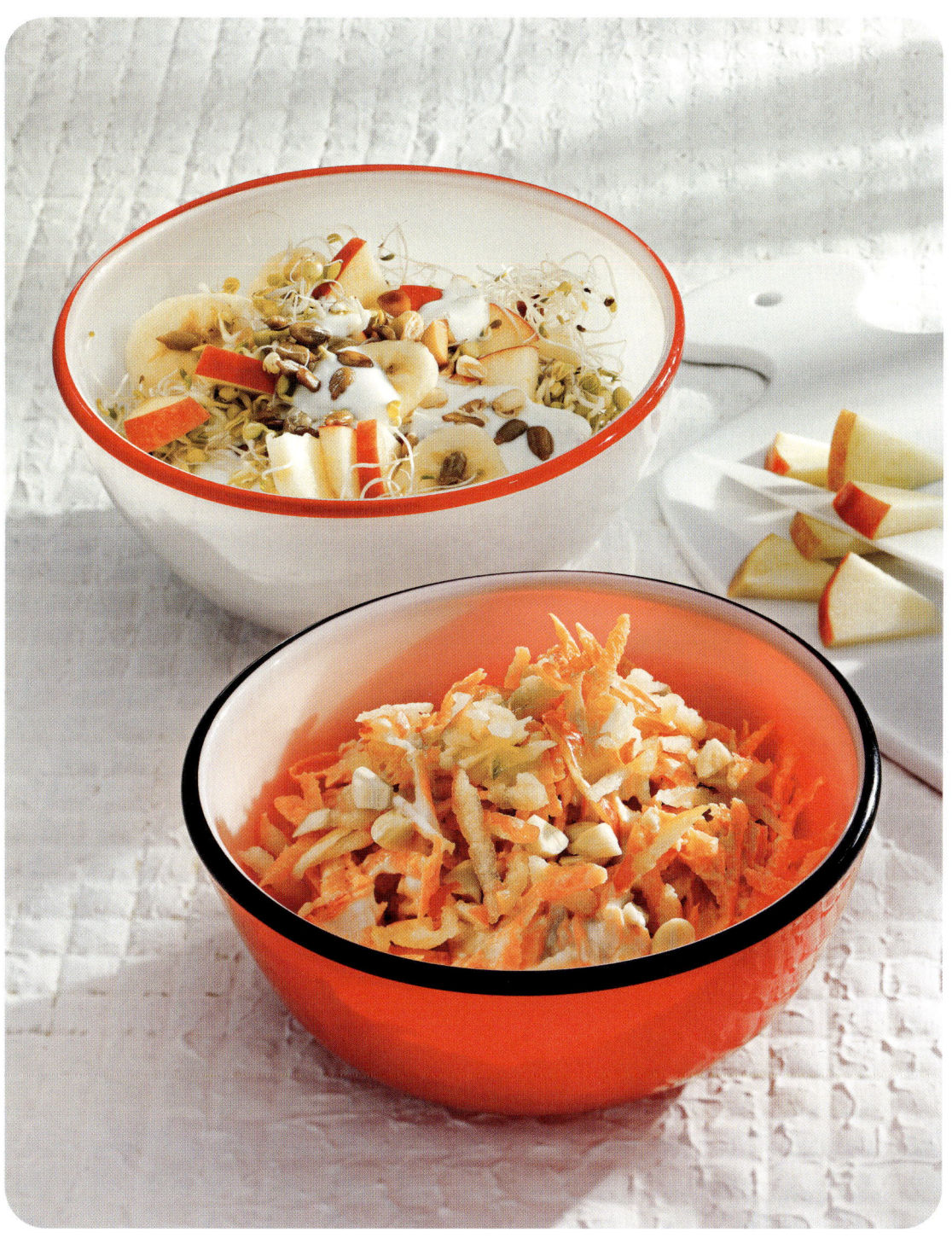

Süße und pikante Brotzeiten, Müsli, Quark- und Joghurtspeisen   27

Hirtenmüsli

ca. 540 kcal

Zubereitungszeit: ca. 5 Minuten

Zutaten
1 Becher Joghurt (150 g, 3,5 % Fett)
1 EL Ahornsirup
2 EL Rosinen
1 EL Haferflocken
1 EL Kürbiskerne
1 EL Sonnenblumenkerne
1 EL gehackte Mandeln

- Den Joghurt in eine Schale geben und mit dem Ahornsirup verrühren.
- Die Rosinen heiß waschen und gut abtropfen lassen. Die Rosinen zusammen mit Haferflocken, Kürbiskernen, Sonnenblumenkernen und gehackten Mandeln unter den Joghurt mischen.

Hirsejoghurt

ca. 350 kcal

Zubereitungszeit ca. 35 Minuten

Zutaten
40 g Hirse
200 ml Wasser
100 g Heidelbeeren
1 Becher Joghurt (150 g, 3,5 % Fett)
evtl. 1 TL Ahornsirup

- Die Hirse heiß abspülen, in 200 ml Wasser zum Kochen bringen und zugedeckt, unter gelegentlichem Rühren, bei geringer Hitze etwa 30 Minuten ausquellen lassen, dann abkühlen.
- Die Beeren verlesen und waschen, mit einer Gabel zerdrücken und mit dem Joghurt mischen.
- Die Hirse unter den Joghurt rühren und gegebenenfalls mit Ahornsirup süßen.

Dieses kleine Gericht ist lecker, sättigend und je nach Jahreszeit auch mit anderen Früchten abwandelbar.

Nussmüsli mit Joghurtsauce

ca. 670 kcal

Zubereitungszeit: ca. 15 Minuten

Zutaten
2 EL gehackte Mandeln
6 Haselnusskerne
1 EL Sonnenblumenkerne
1 EL Sesam
40 g Haferflocken
1 Becher Joghurt (150 g, 3,5 % Fett)
1 EL Ahornsirup
1 kleiner Apfel (z. B. Cox Orange)
evtl. 1 EL Rosinen

- Die Mandeln und Nüsse zusammen mit den Sonnenblumenkernen und dem Sesam in einer beschichteten Pfanne ohne Fettzugabe kurz rösten und dann mit den Haferflocken vermischen.
- Den Joghurt mit dem Ahornsirup cremig rühren. Den Apfel auf einer Rohkostreibe direkt in den Joghurt raspeln und verrühren.
- Die Joghurtsauce über das Nussmüsli gießen und eventuell mit gewaschenen Rosinen bestreuen.

Ahornsirup lässt sich durch die gleiche Menge Honig ersetzen. Wenn Sie den Honig in einem kleinen Töpfchen leicht erwärmen, fließt er besser.

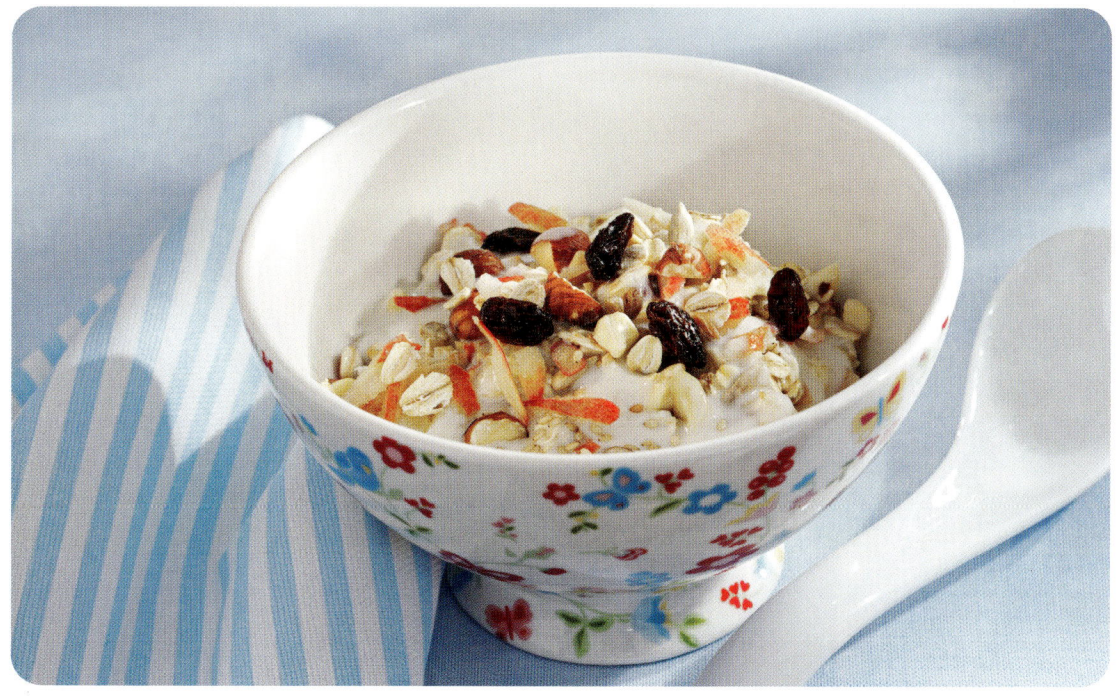

Haferflockenmüsli mit Aprikosen

ca. 490 kcal

Zubereitungszeit: ca. 10 Minuten

Zutaten
3 ungeschwefelte Trockenaprikosen
50 g Haferflocken
125 g Buttermilch
evtl. 2 TL flüssiger Honig
1 TL Sonnenblumenkerne

- Die Aprikosen in wenig Wasser über Nacht quellen lassen, dann aus dem Wasser nehmen und beiseite legen. Das Einweichwasser aufheben.
- Die Haferflocken in eine kleine Schüssel geben und mit Buttermilch und Aprikosenwasser verrühren.
- Die eingeweichten Aprikosen in kleine Würfel schneiden, zum Müsli geben und eventuell mit Honig süßen.
- Die Sonnenblumenkerne in einer beschichteten Pfanne ohne Fettzugabe kurz anrösten und über das Müsli streuen.

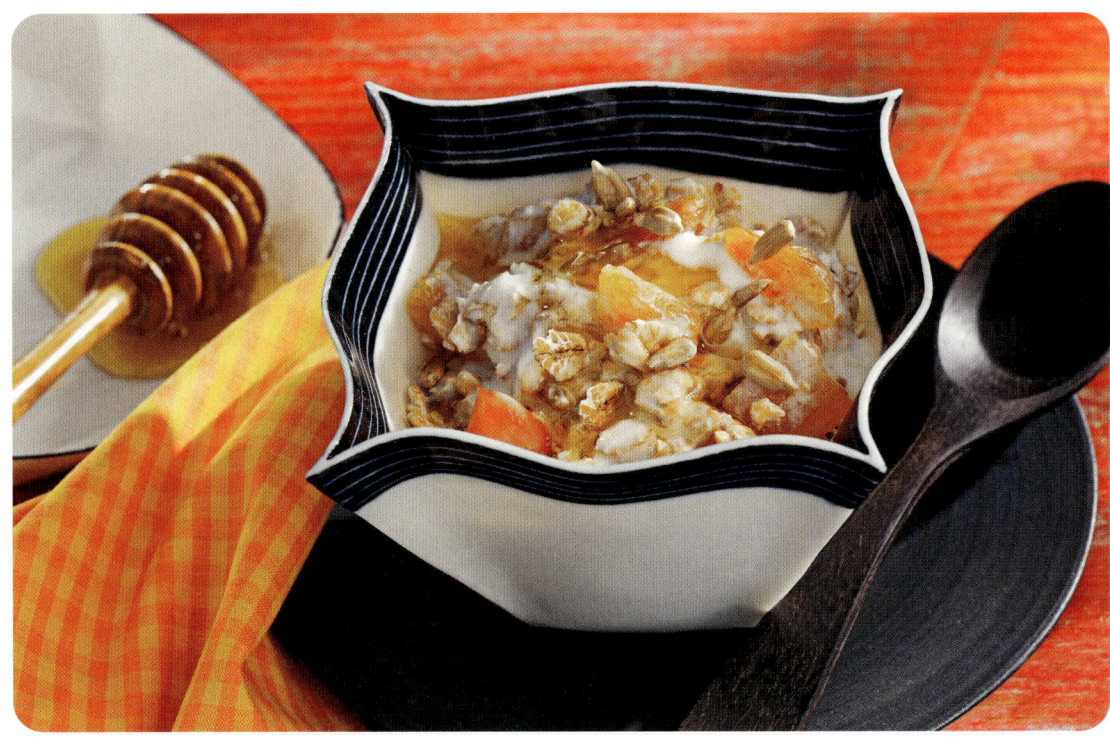

Haferpuffer

ca. 780 kcal

Zubereitungszeit: ca. 25 Minuten

Zutaten
125 g Quark (Halbfettstufe)
1 Eigelb
1 EL Rosinen
1 EL Sonnenblumenkerne
50 g Haferflocken
1 Apfel
2 EL Sonnenblumenöl

- Den Quark mit dem Eigelb cremig rühren.
- Die Rosinen waschen und mit den Sonnenblumenkernen zum Quark geben.
- Die Haferflocken unter den Quark heben, alles gut vermischen und den Teig etwa 10 Minuten quellen lassen.
- Kurz vor Ende der Quellzeit den Apfel waschen und auf einer Rohkostreibe bis zum Kerngehäuse abraspeln. Die Raspeln sofort unter den Teig mischen.
- Das Öl in einer beschichteten Pfanne erhitzen. Den Teig in 2 Portionen in die Pfanne geben, platt drücken und die 2 Puffer von einer Seite knusprig braten. Die Puffer wenden und noch einmal 1 bis 2 Minuten braten.

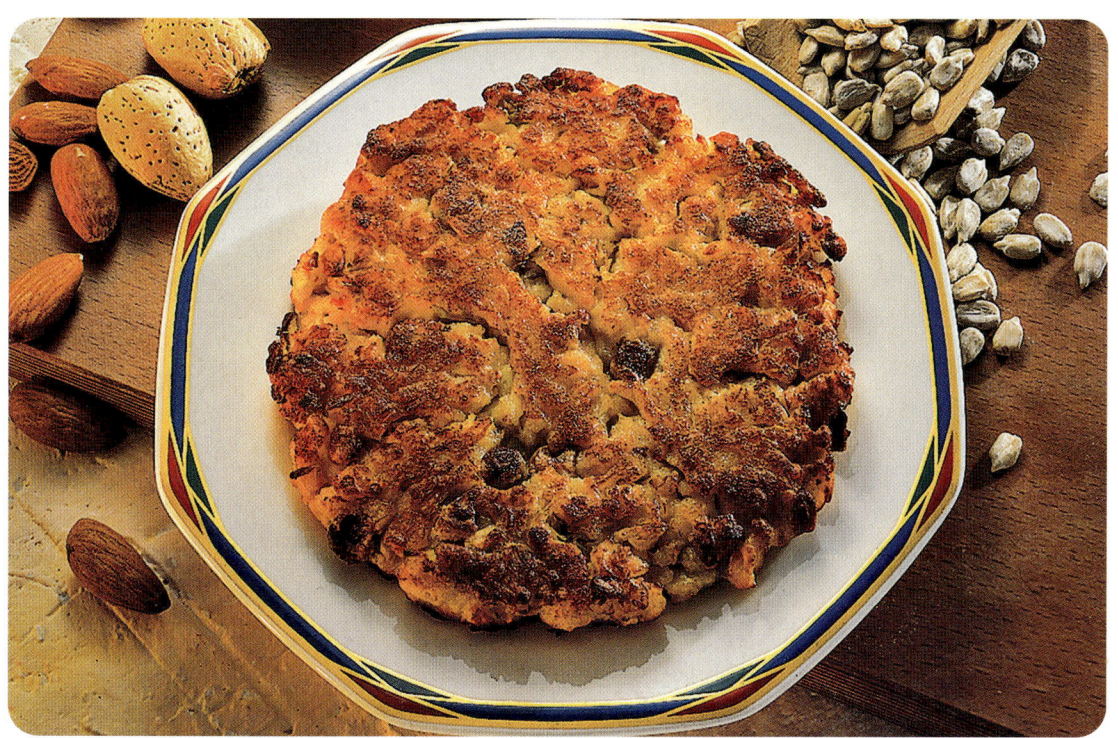

Grünkern-Apfel-Müsli
mit Walnüssen

ca. 410 kcal

Zubereitungszeit: ca. 10 Minuten
Quellzeit: mind. 6 Stunden

Zutaten
4 EL grobes Grünkernschrot
1 süßer Apfel
150 g Joghurt (3,5 % Fett)
evtl. 1 EL Ahornsirup
1 EL gehackte Walnusskerne

- Das Grünkernschrot in etwas Wasser einweichen und zugedeckt über Nacht im Kühlschrank quellen lassen.
- Am Morgen den Apfel klein schneiden und auf dem Schrot verteilen.
- Den Joghurt gegebenenfalls mit dem Ahornsirup verrühren, über das Müsli geben und mit den Walnusskernen bestreuen.

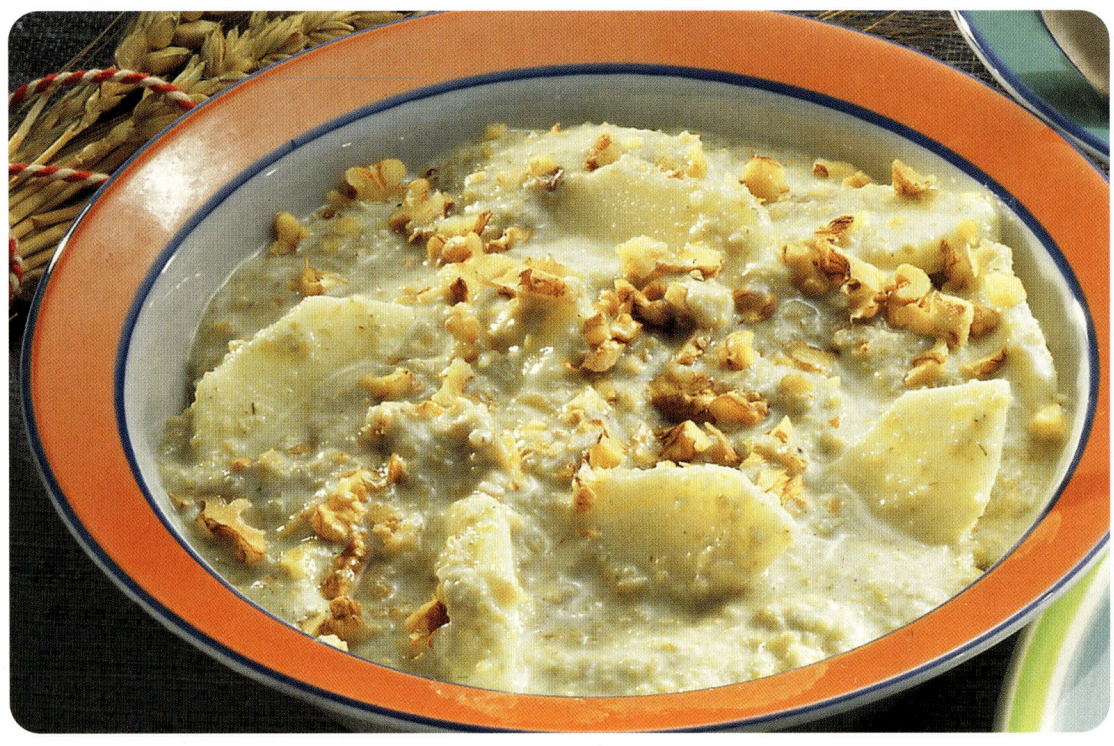

Flockenmüsli mit frischer Feige

ca. 430 kcal

Zubereitungszeit: ca. 10 Minuten

Zutaten
4 EL Getreideflocken (z. B. Dinkel- oder
    Haferflocken)
evtl. 1 EL Rosinen
1 EL Kernmischung
½ Banane
1 Feige
100 g Joghurt
1 EL Wasser

- Die Getreideflocken mit Rosinen und Kernen mischen.
- Die Banane in Scheiben schneiden. Die Feige achteln. Den Joghurt mit 1 Esslöffel Wasser verrühren.
- Die Bananenscheiben auf den Getreideflocken verteilen; den Joghurt darüber geben. Die Feigenachtel darauf verteilen.

Schlemmerknäcke

ca. 170 kcal

Zubereitungszeit: ca. 10 Minuten

Zutaten
2 Scheiben Knäckebrot
1 EL Doppelrahmfrischkäse mit Kräutern
2 Blätter Kopfsalat
2 dünne Scheiben Rindersalami
3 Kirschtomaten

- Die Knäckebrotscheiben dünn mit Frischkäse bestreichen und mit den Salatblättern belegen. Darauf je 1 Salamischeibe legen und den restlichen Frischkäse als Klecks darauf geben.
- Die Brote mit den Tomaten garnieren.

Erdbeerquark

ca. 400 kcal

Zubereitungszeit: ca. 10 Minuten

Zutaten
200 g Erdbeeren
150 g Quark (20 % Fett i. Tr.)
1 EL gehackte Pistazienkerne

- Die Hälfte der Erdbeeren im Mixer pürieren und den Quark mit dem Erdbeerpüree glatt rühren.
- Die restlichen Erdbeeren in Scheiben schneiden und auf dem Quark anrichten. Mit Pistazien bestreuen.

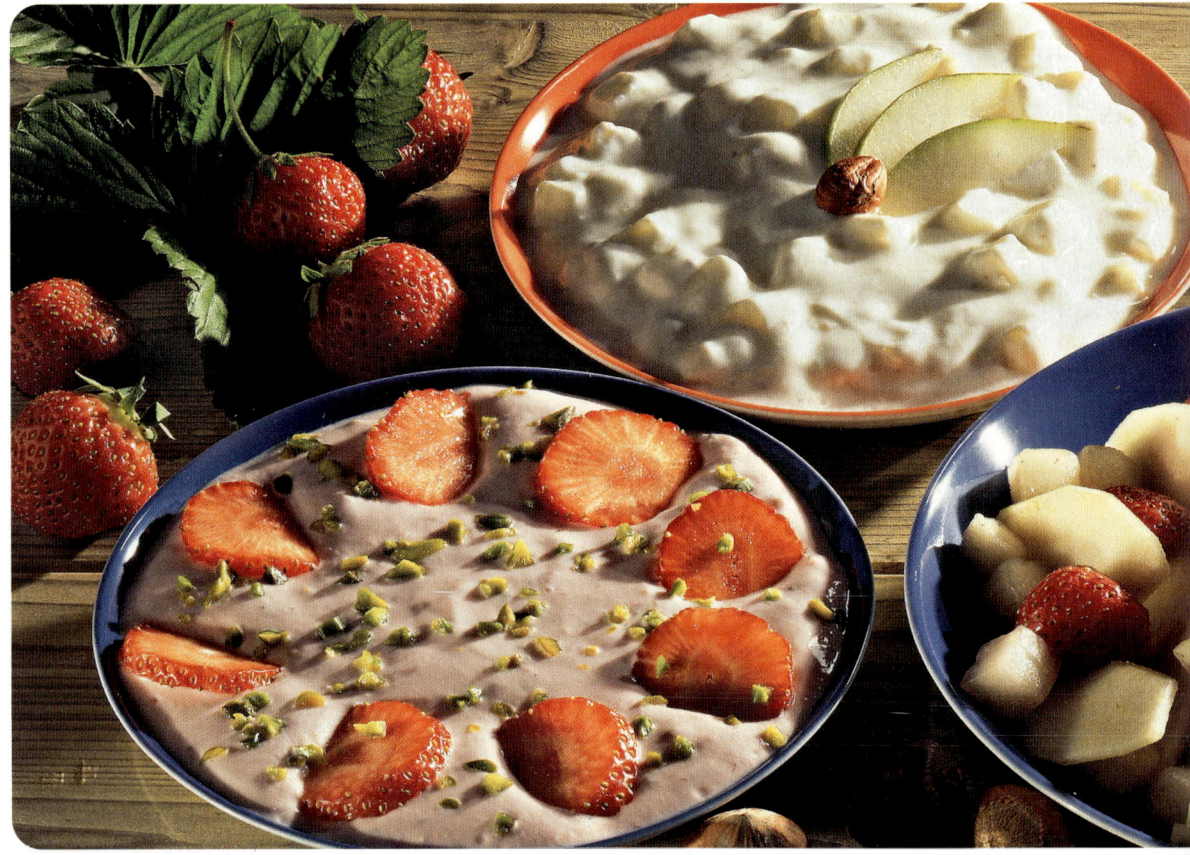

Birnenjoghurt

ca. 430 kcal

Zubereitungszeit: ca. 5 Minuten

Zutaten
100 g Joghurt (3,5 % Fett)
100 g Quark (20 % Fett i. Tr.)
1 EL gemahlene Haselnüsse
1 weiche Birne

- Den Joghurt mit Quark und Haselnüssen verrühren und die klein geschnittene Birne unter den Joghurt mischen.

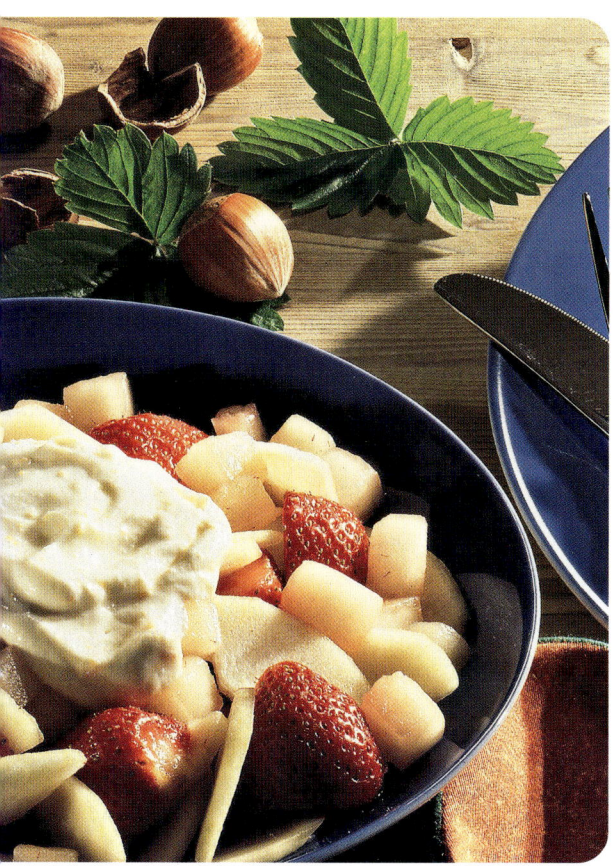

Obstsalat mit Frischkäsesauce

ca. 210 kcal

Zubereitungszeit: ca. 10 Minuten

Zutaten
Für den Obstsalat
⅛ Netzmelone
½ Birne
100 g Erdbeeren

Für die Sauce
1 EL Doppelrahmfrischkäse
1 EL Joghurt (3,5 % Fett)
etwas abgeriebene Schale einer unbehandelten Orange

- Die Melonenspalte schälen und das Fruchtfleisch würfeln. Die Birne in kleine Scheiben schneiden.
- Die Erdbeeren halbieren oder vierteln. Das Obst mischen.
- Den Frischkäse mit dem Joghurt und der Orangenschale glatt rühren und auf den Obstsalat geben.

Orangenjoghurt

ca. 230 kcal

Zubereitungszeit: ca. 15 Minuten
Kühlzeit: ca. 2 Stunden

Zutaten

2 Blatt weiße Gelatine
1 Orange
150 g Joghurt (3,5 % Fett)
1 EL Frutilose (Obstdicksaft aus
  dem Reformhaus) oder Honig
3 frische Minzblättchen

- Die Gelatine für etwa 10 Minuten in kaltem Wasser quellen lassen.

- Die Schale der Orange abschneiden und die weiße Außenhaut entfernen. Die Filets mit einem scharfen Messer auslösen und klein schneiden.
- Die verbleibenden Fruchtreste auspressen und den Saft auffangen.
- Die Orangenstücke mit dem Saft unter den Joghurt mischen und mit der Frutilose süßen.
- Die Gelatine ausdrücken und in einem Topf bei geringer Hitzezufuhr auflösen. Diese dann langsam in die Joghurtmischung gießen und gut durchrühren.
- Das Dessert in ein großes Glas füllen und im Kühlschrank etwa 2 Stunden erstarren lassen. Mit Minzblättchen garnieren.

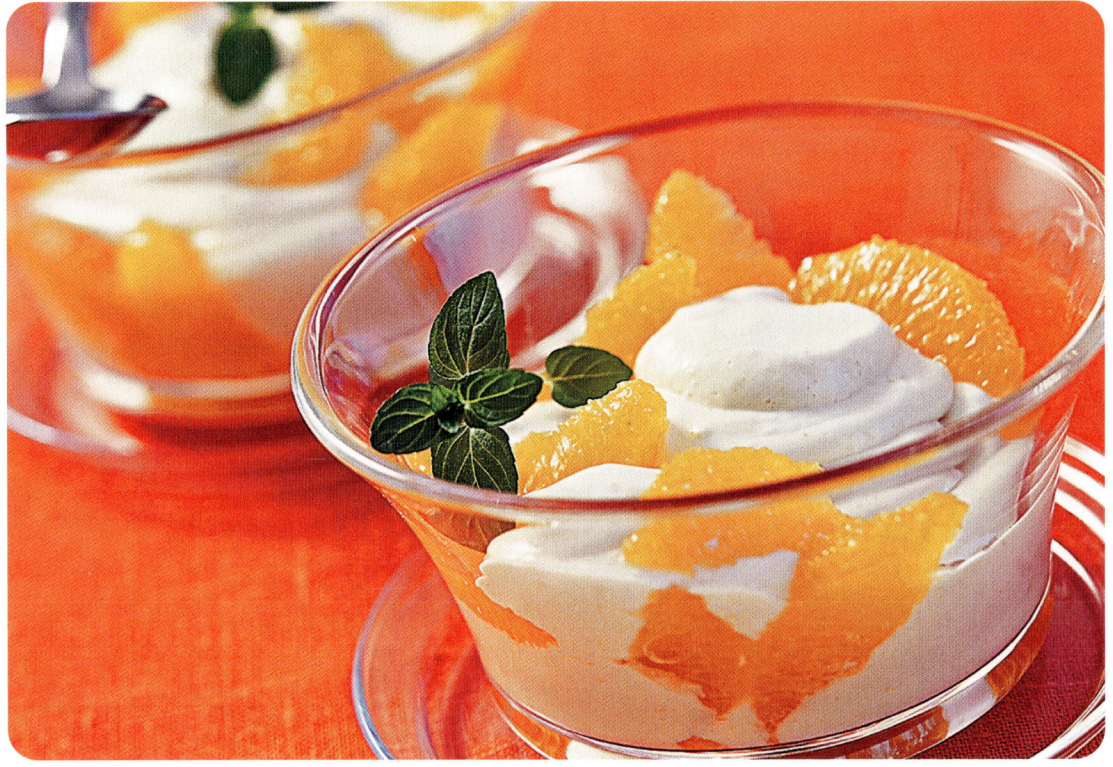

Heidelbeer-Vanille-Joghurt

ca. 200 kcal

Zubereitungszeit: ca. 5 Minuten

Zutaten
50 g frische Heidelbeeren
  (ersatzweise TK-Beeren)
½ Vanilleschote
150 g Joghurt
1 EL Honig
2 Blättchen Zitronenmelisse

- Die Vanilleschote der Länge nach aufritzen und das Mark herauskratzen. Joghurt mit Vanillemark und Honig verrühren.
- Die Heidelbeeren darauf verteilen und mit Zitronenmelisse garnieren.

Pistazien-Orangen-Creme

ca. 360 kcal

Zubereitungszeit: ca. 15 Minuten
Kühlzeit: mind. 30 Minuten

Zutaten
2 Orangen (davon mindestens
  1 unbehandelte)
1 gestrichener TL Agar-Agar-Pulver
100 g Speisequark (20 % Fett i. Tr.)
1 EL Zitronensaft
1 EL Frutilose
  (Obstdicksaft aus dem Reformhaus)
1 TL gehackte Pistazien

- Von der unbehandelten Orange ½ Teelöffel Schale abreiben. Die Orange auspressen. Die andere Orange schälen und in Würfel schneiden.
- Das Agar-Agar-Pulver in einem kleinen Topf mit der Hälfte des Orangensaftes verrühren.
- Den restlichen Orangensaft mit Zitronensaft, Frutilose und Orangenschale verrühren.
- Den Saft mit dem Agar-Agar bis kurz vor dem Kochen erhitzen und dann mit einem Schneebesen unter kräftigem Rühren zu dem Orangenquark geben.
- Die Orangenwürfel darunter rühren und den Quark für mindestens 30 Minuten kaltstellen. Mit den Pistazien bestreuen.

Quarkbrötchen mit Heidelbeeren

ca. 280 kcal

Zubereitungszeit: ca. 5 Minuten

Zutaten
50 g frische Heidelbeeren
  (ersatzweise TK-Beeren)
2 EL Speisequark (20 % Fett i. Tr.)
abgeriebene Schale einer
  unbehandelten Zitrone
Zimt
1 Vollkornbrötchen

- Den Quark mit Zitronenschale und Zimt verrühren.
- Das Brötchen mit Quark bestreichen und die Heidelbeeren darauf verteilen.

Bananenbrot

ca. 290 kcal

Zubereitungszeit: ca. 10 Minuten

Zutaten
1 Scheibe Vollkornbrot
1 TL Butter
80 g Hüttenkäse
½ Banane

- Das Brot im Toaster kurz anrösten und dünn mit Butter bestreichen.
- Den Hüttenkäse gleichmäßig darauf verteilen und mit Banane belegen.

Sehr lecker schmeckt es auch, wenn Sie statt der Butter Sesamsamen nehmen. Rösten Sie die Samen vorsichtig unter Rühren in einer Pfanne ohne Fett und streuen sie die Samen aufs Brötchen oder geben Sie sie über das fertig angerichtete Brot. Der nussige Geschmack harmoniert gut mit der Süße der Banane.

Rosinenbrötchen

ca. 950 kcal

Zubereitungszeit: ca. 30 Minuten

Zutaten
150 g feines Dinkelvollkornmehl
½ Päckchen Weinsteinbackpulver
1 Eigelb
¾ TL Meersalz
6 EL Wasser
3 EL Sahne
3 EL Rosinen
etwas Butter für die Form
1 Eigelb zum Bestreichen

- Mehl und Backpulver in einer Schüssel vermischen. In die Mitte eine Vertiefung machen; Eigelb, Salz, 6 Esslöffel Wasser, Sahne und Rosinen hineingeben und alles zu einem geschmeidigen Teig verrühren.
- Den Backofen auf 180 °C vorheizen. In der Zwischenzeit aus dem Teig 4 kleine Brötchen formen.
- Ein Backblech gut einfetten, die Brötchen darauf setzen und mit dem verrührten Eigelb bestreichen. Die Brötchen auf der obersten Schiene 12 bis 15 Minuten backen.

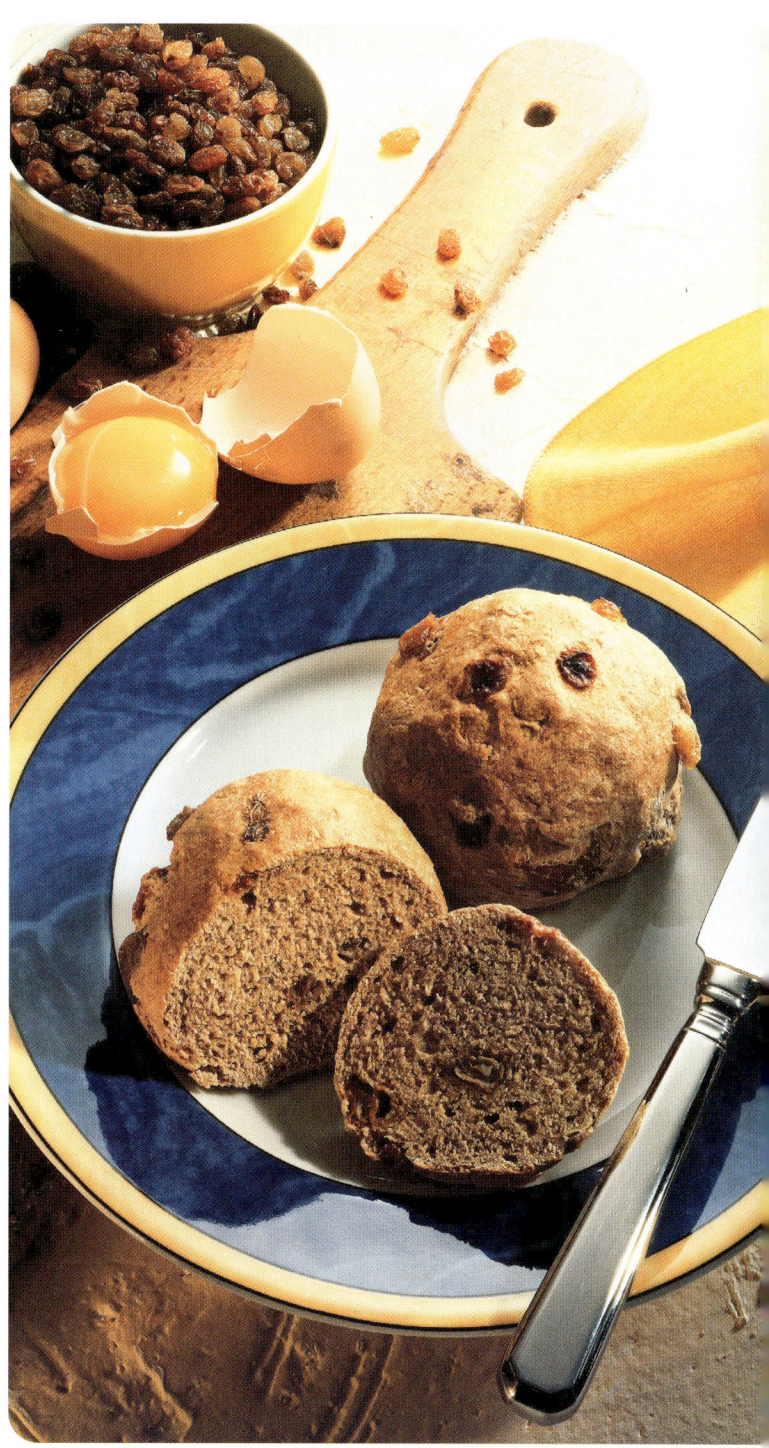

Honigbrötchen

ca. 330 kcal

Zubereitungszeit: ca. 5 Minuten

Zutaten
1 Vollkornbrötchen
50 g Frischkäse
2 TL Honig

- Das Brötchen aufschneiden und toasten.
- Den Frischkäse auf beiden Hälften gleichmäßig verteilen und mit dem Honig bestreichen.

Frischkäsebrot mit Apfelspalten

ca. 290 kcal

Zubereitungszeit: ca. 10 Minuten

Zutaten
1 Scheibe Vollkornbrot
1 TL Butter
1 großes Salatblatt
2 gehäufte EL körniger Frischkäse
1 kleiner Apfel

- Das Brot dünn mit der Butter bestreichen und mit dem Salatblatt belegen.
- Den Frischkäse auf das Salatblatt geben, den Apfel in Spalten schneiden und darauf verteilen.

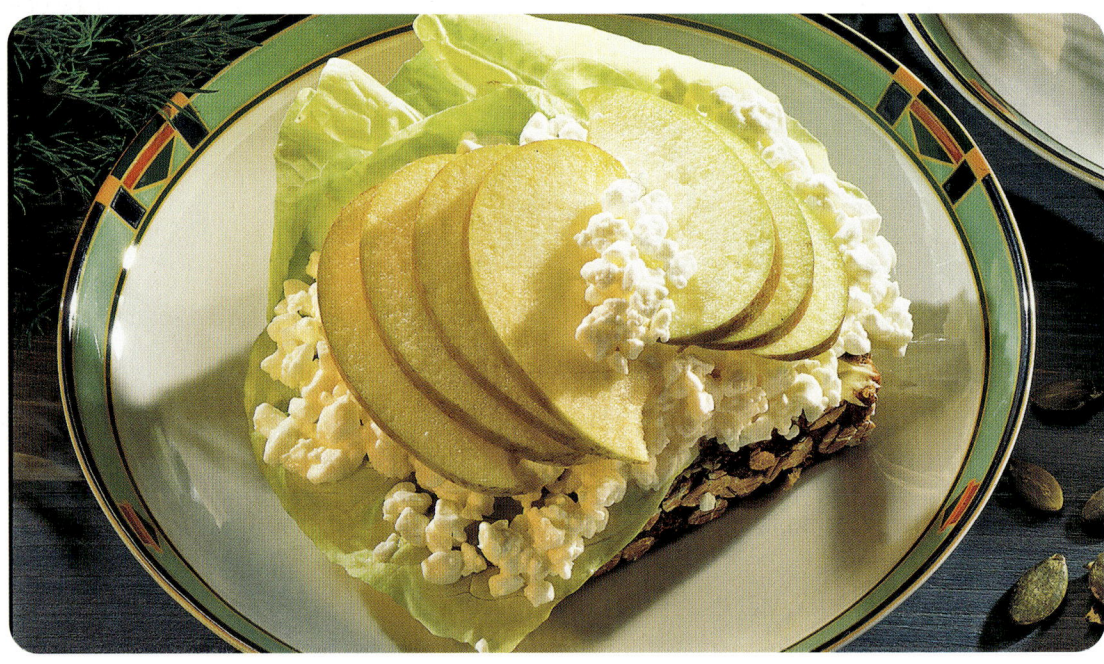

Kräuterquarkstulle

ca. 330 kcal

Zubereitungszeit: ca. 10 Minuten

Zutaten
100 g Quark (20 % Fett i. Tr.)
3 EL Mineralwasser
etwas Meersalz
3 EL fein gehackte Kräuter (Sauerampfer,
  Pimpinelle, Kerbel, Petersilie)
1 Scheibe Vollkornbrot
1 TL Butter
1 TL Kürbiskerne

- Den Quark mit dem Mineralwasser glatt rühren und salzen, dann die Kräuter untermischen.
- Das Brot mit der Butter bestreichen. Den Quark auf dem Brot verteilen und mit den Kürbiskernen bestreuen.

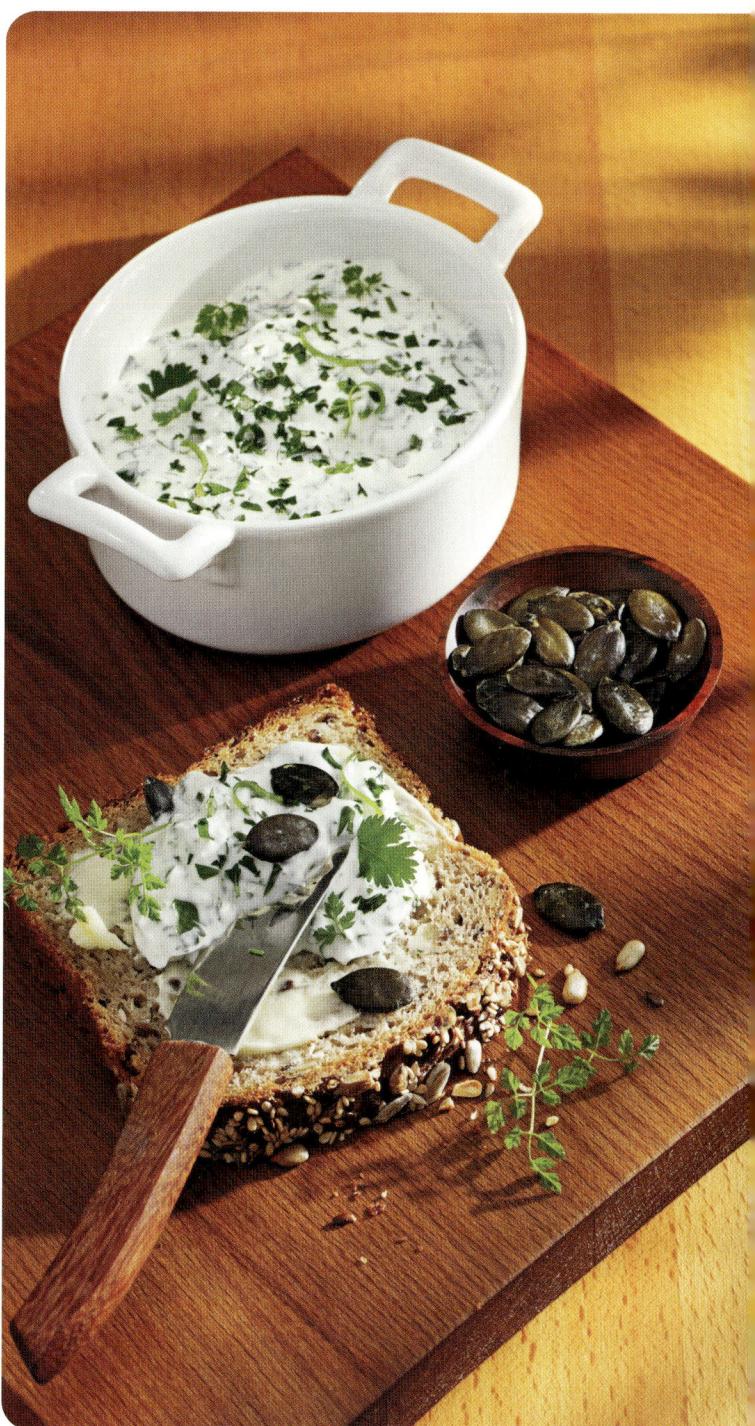

Käsebrot

ca. 360 kcal

Zubereitungszeit: ca. 5 Minuten

Zutaten

3 Radieschen
1 Scheibe Vollkornbrot
1 TL Butter
30 g Camembert (60 % Fett i. Tr.)
2 EL Schnittlauchröllchen

- Die Radieschen waschen, putzen und in dünne Scheiben schneiden.
- Das Brot mit der Butter bestreichen und mit Käse und Radieschen belegen. Mit Schnittlauch garnieren.

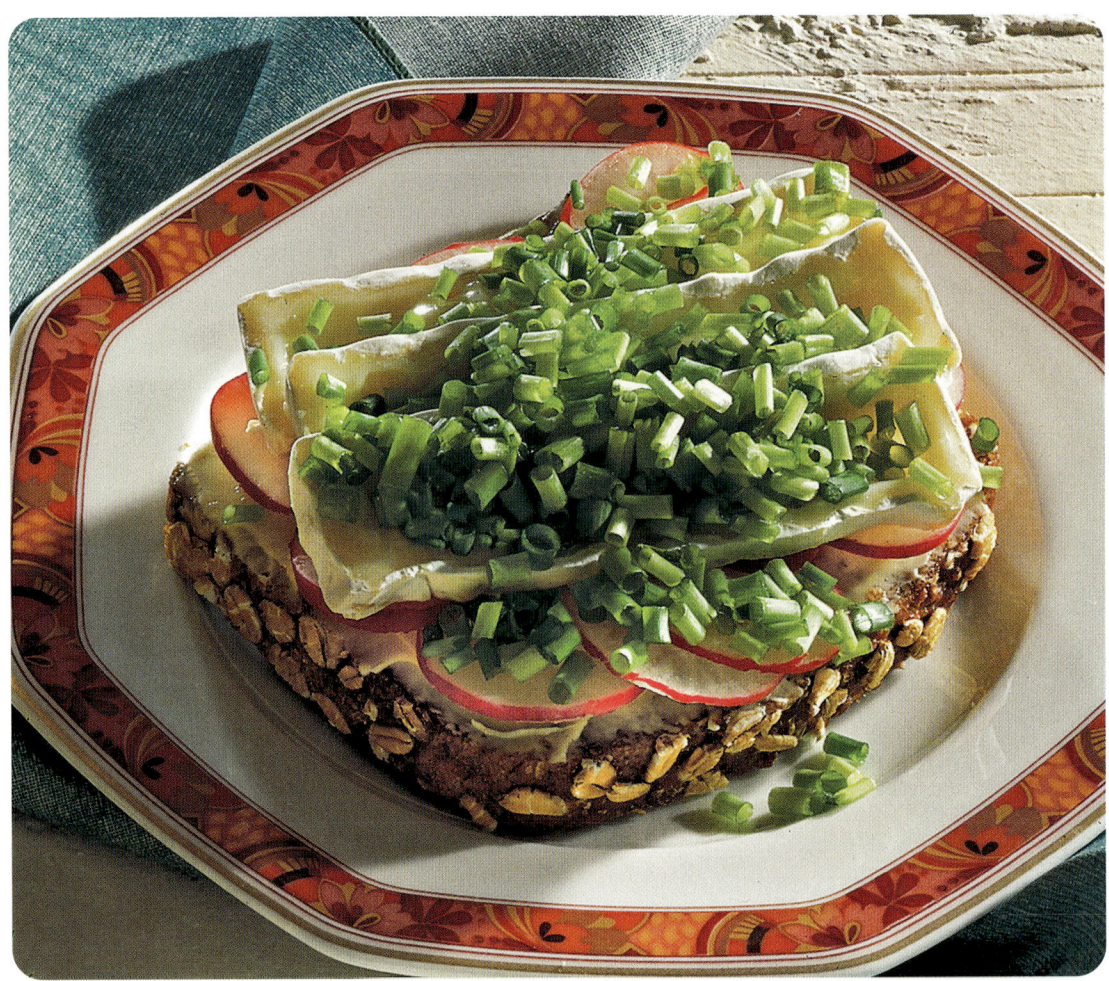

Schnittlauchbrötchen

ca. 250 kcal

Zubereitungszeit: ca. 10 Minuten

Zutaten
100 g Quark (20 % Fett i. Tr.)
3 EL Mineralwasser
etwas Meersalz
1 kleiner Bund Schnittlauch
1 Vollkornbrötchen
½ TL Paprikapulver, edelsüß

- Den Quark mit Mineralwasser verrühren und mit Salz würzen.
- Schnittlauch klein schneiden und unter den Quark mischen.
- Das Brötchen halbieren, die Hälften toasten und den Quark darauf verteilen. Mit Paprikapulver bestäuben.

Tomatenbaguette

ca. 620 kcal

Zubereitungszeit: ca. 15 Minuten

Zutaten
80 g Doppelrahmfrischkäse
40 g Schafskäse
3 EL Wasser
1 Knoblauchzehe (nach Belieben)
½ TL Kräutersalz
5 Stängel Schnittlauch
1 Fleischtomate
4 Scheiben Baguette
8 – 12 Blättchen Basilikum

- Doppelrahmfrischkäse und Schafskäse mit 3 Esslöffeln Wasser cremig rühren.
- Nach Belieben die Knoblauchzehe durch eine Presse dazudrücken. Alles mit Kräutersalz würzen. Den Schnittlauch sehr fein hacken und unterrühren.
- Die Tomate in Scheiben schneiden.
- Die Baguettescheiben toasten, mit dem Frischkäse bestreichen und mit den Tomatenscheiben belegen. Mit Basilikumblättchen garnieren.

Avocadobrot

ca. 480 kcal

Zubereitungszeit: ca. 10 Minuten

Zutaten

6 schwarze Oliven
1 kleine Avocado
1 Knoblauchzehe (nach Belieben)
½ TL Kräutersalz
1 Vollkornbrötchen
2 Dillzweige

- Vier Oliven sehr fein hacken. Die Avocado halbieren, den Kern entfernen. Das Fruchtfleisch mit einem Löffel herauslösen und mit einer Gabel fein zerdrücken.
- Nach Belieben die Knoblauchzehe durch eine Presse dazudrücken. Dann die Olivenwürfel unterheben. Die Creme mit Kräutersalz abschmecken.
- Das Brötchen in der Mitte durchschneiden, beide Hälften toasten, mit der Avocadocreme bestreichen, mit Dillzweigen und den restlichen Oliven garnieren.

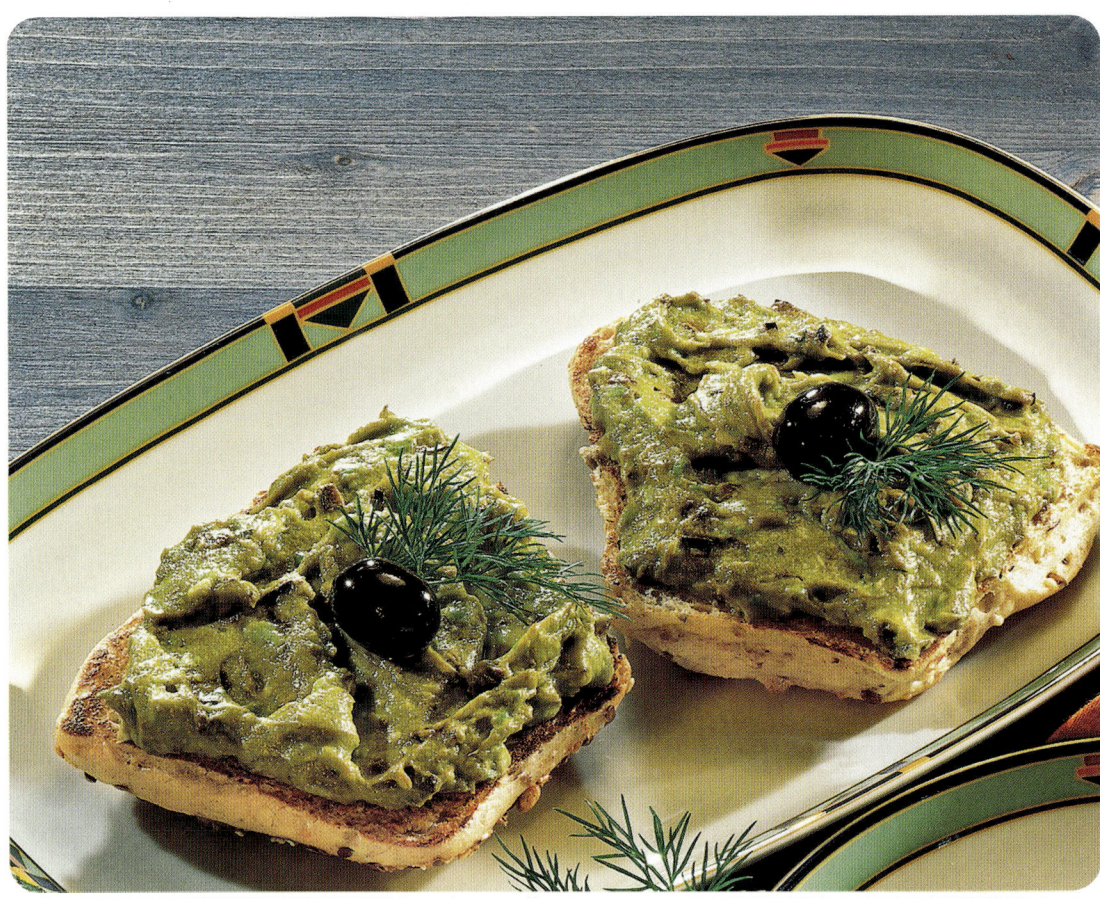

Pilztoast

ca. 190 kcal

Zubereitungszeit: ca. 15 Minuten

Zutaten
6 – 8 Champignons
1 kleine Zwiebel
1 TL Butter
½ TL Kräutersalz
1 TL Pizzagewürz
1 Scheibe Vollkornbrot
1 EL gehackte Petersilie

- Champignons in Scheiben schneiden. Zwiebel würfeln.
- Die Butter in einer Pfanne schmelzen lassen und Pilze und Zwiebel darin braten. Mit Kräutersalz und Pizzagewürz pikant würzen.
- Das Brot im Toaster rösten und die Pilze darauf verteilen. Mit der gehackten Petersilie bestreut servieren.

Lachsbrot

ca. 370 kcal

Zubereitungszeit: ca. 5 Minuten

Zutaten
1 Scheibe Vollkornbrot
1 TL Butter
50 g geräucherter Lachs
1 kleine Zwiebel
2 Dillzweige

- Das Brot mit Butter bestreichen und den Lachs darauf verteilen.
- Die Zwiebel in Ringe schneiden, diese auf den Lachs geben und mit den Dillzweigen garnieren.

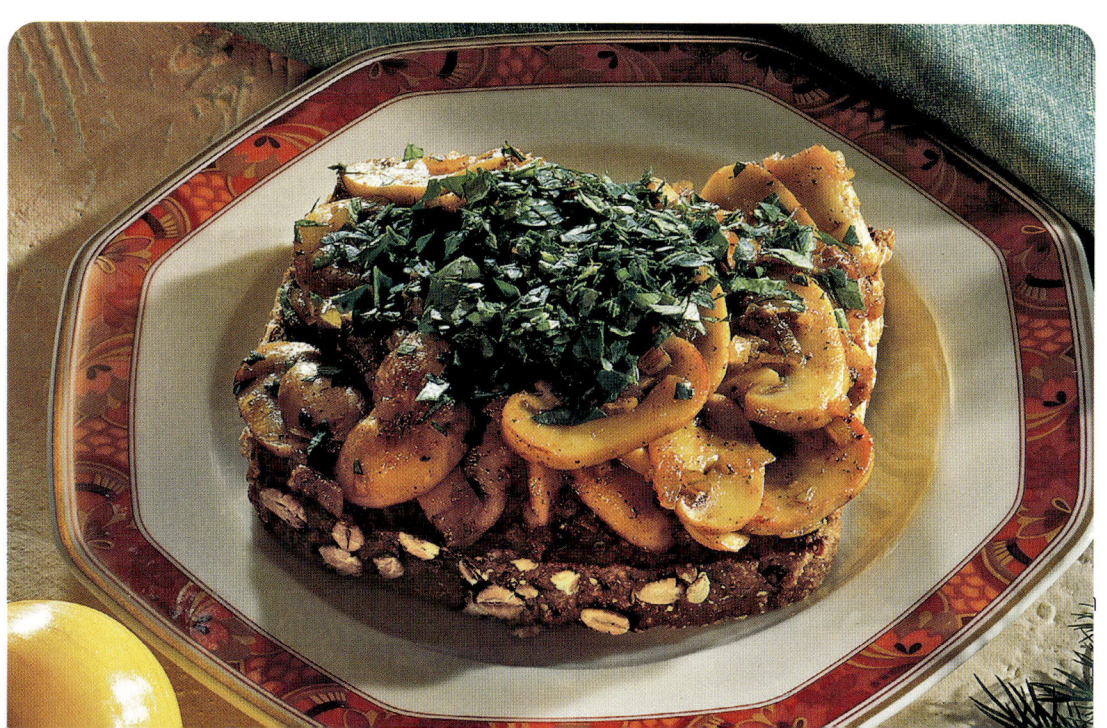

Smörrebröd mit Dillbutter

ca. 370 kcal

Zubereitungszeit: ca. 10 Minuten

Zutaten
1 EL weiche Butter
1 EL fein geschnittener Dill
½ TL abgeriebene Schale einer
  unbehandelten Zitrone
2 Scheiben Weizenvollkornbrot
2 Salatblätter
1 Scheibe Räucherlachs
einige Tomaten- und Gurkenscheiben

- Die Butter mit dem Dill und der Zitronen-schale verrühren. Die Brotscheiben mit der Dillbutter bestreichen.
- Das Brot mit Lachs, Salat, Tomaten- und Gurkenscheiben belegen und die zweite Brotscheibe darauf legen.

Brot mit Basilikumquark und Bündner Fleisch

ca. 420 kcal

Zubereitungszeit: ca. 10 Minuten

Zutaten
6 – 7 Basilikumblättchen
2 EL Speisequark (20 % Fett i. Tr.)
etwas Kräutersalz
2 Scheiben Vollkornbrot
1 Salatblatt
2 Tomatenscheiben
30 g Bündner Fleisch

- Die Basilikumblättchen in Streifen schnei-den. Den Quark mit Kräutersalz verrühren und das Basilikum dazugeben.
- Beide Brotscheiben mit dem Quark be-streichen. Eine Scheibe mit dem gewa-schenen Salatblatt, den Tomatenscheiben und dem Bündner Fleisch belegen. Mit der anderen Brotscheibe zudecken.

Matjesburger

ca. 300 kcal

Zubereitungszeit: ca. 10 Minuten

Zutaten

1 Vollkornbrötchen
2 – 3 Blätter grüner Salat
1 kleines Matjesfilet
40 g saure Sahne
1 Tomate
1 kleine Zwiebel
2 Dillzweige

- Das Brötchen in der Mitte aufschneiden und die untere Hälfte mit den Salatblättern belegen.
- Das Matjesfilet kalt abspülen, trocken tupfen und auf die Salatblätter legen. Die saure Sahne darauf geben.
- Die Tomate in Scheiben, die Zwiebel in dünne Ringe schneiden. Beides auf den Matjes legen und mit Dill garnieren. Die zweite Brötchenhälfte obenauf legen und servieren.

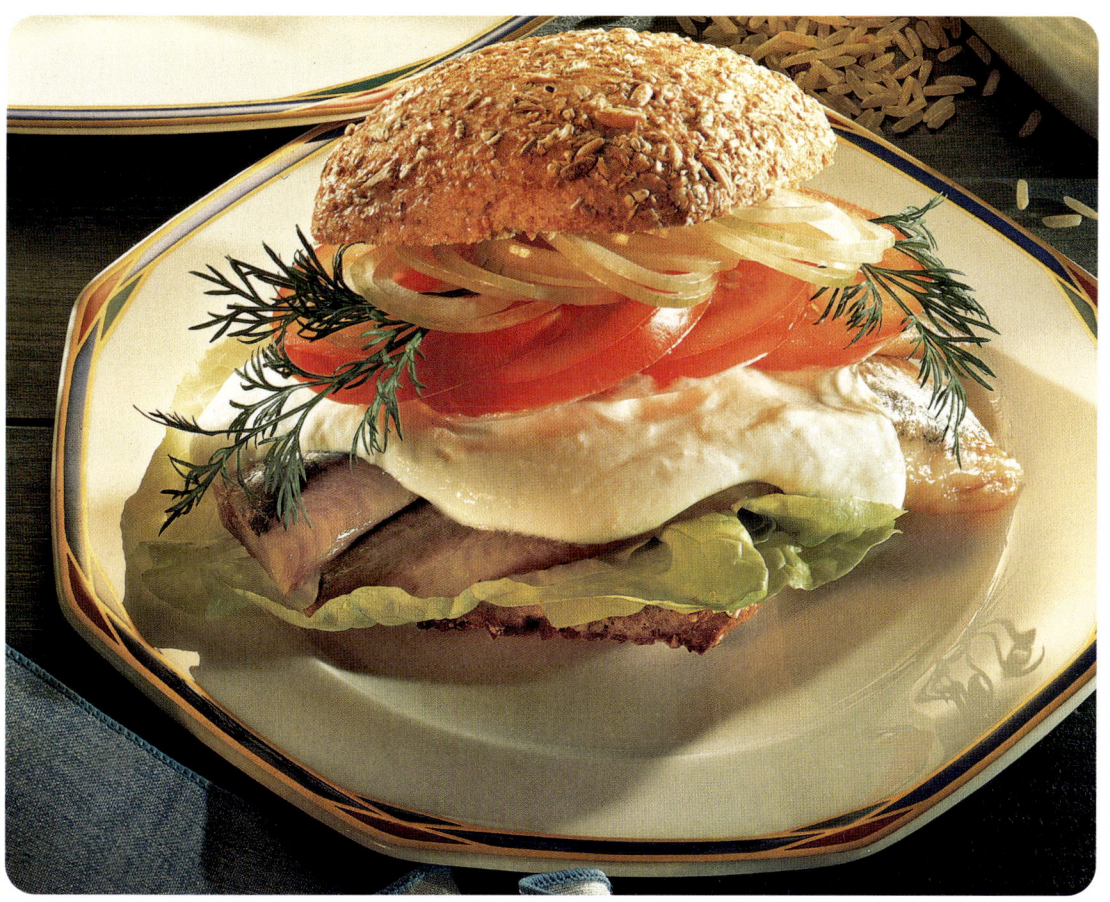

Brot mit Kerbel-Käse-Creme

ca. 400 kcal

Zubereitungszeit: ca. 10 Minuten

Zutaten
50 g Brie (60 % Fett i. Tr.)
1 EL Speisequark (20 % Fett i. Tr.)
1 EL gehackter Kerbel
etwas Cayennepfeffer
2 Scheiben Vollkornbrot
1 Salatblatt
3 Gurkenscheiben

- Den Brie mit einer Gabel zerdrücken. Quark und Kerbel dazugeben und alles glatt rühren. Die Creme mit Cayennepfeffer würzen.
- Die Brotscheiben mit Käsecreme bestreichen. Den Salat und die Gurkenscheiben auf 1 Brotscheibe geben und die andere Brotscheibe darauf legen.

Kräuterbrot mit Radieschensalat

ca. 330 kcal

Zubereitungszeit: ca. 20 Minuten

Zutaten
Für das Brot
1 EL weiche Butter
2 EL fein gehackte Petersilie
1 TL Schnittlauchröllchen
etwas abgeriebene unbehandelte
 Zitronenschale
Kräutersalz
Paprikapulver
1 Scheibe Vollkornbrot

Für den Salat
1 Bund Radieschen
1 Frühlingszwiebel
50 g Joghurt
1 EL Sonnenblumenöl
½ TL Kräutersalz

- Die Butter mit Kräutern und Zitronenschale verrühren. Mit Kräutersalz und Paprikapulver würzen.
- Die Radieschen in feine Stifte schneiden. Die Frühlingszwiebel fein würfeln.
- Den Joghurt mit dem Öl mischen. Mit Kräutersalz abschmecken.
- Radieschensalat mit der Joghurtsauce verrühren, und das mit Kräuterbutter bestrichene Brot dazu essen.

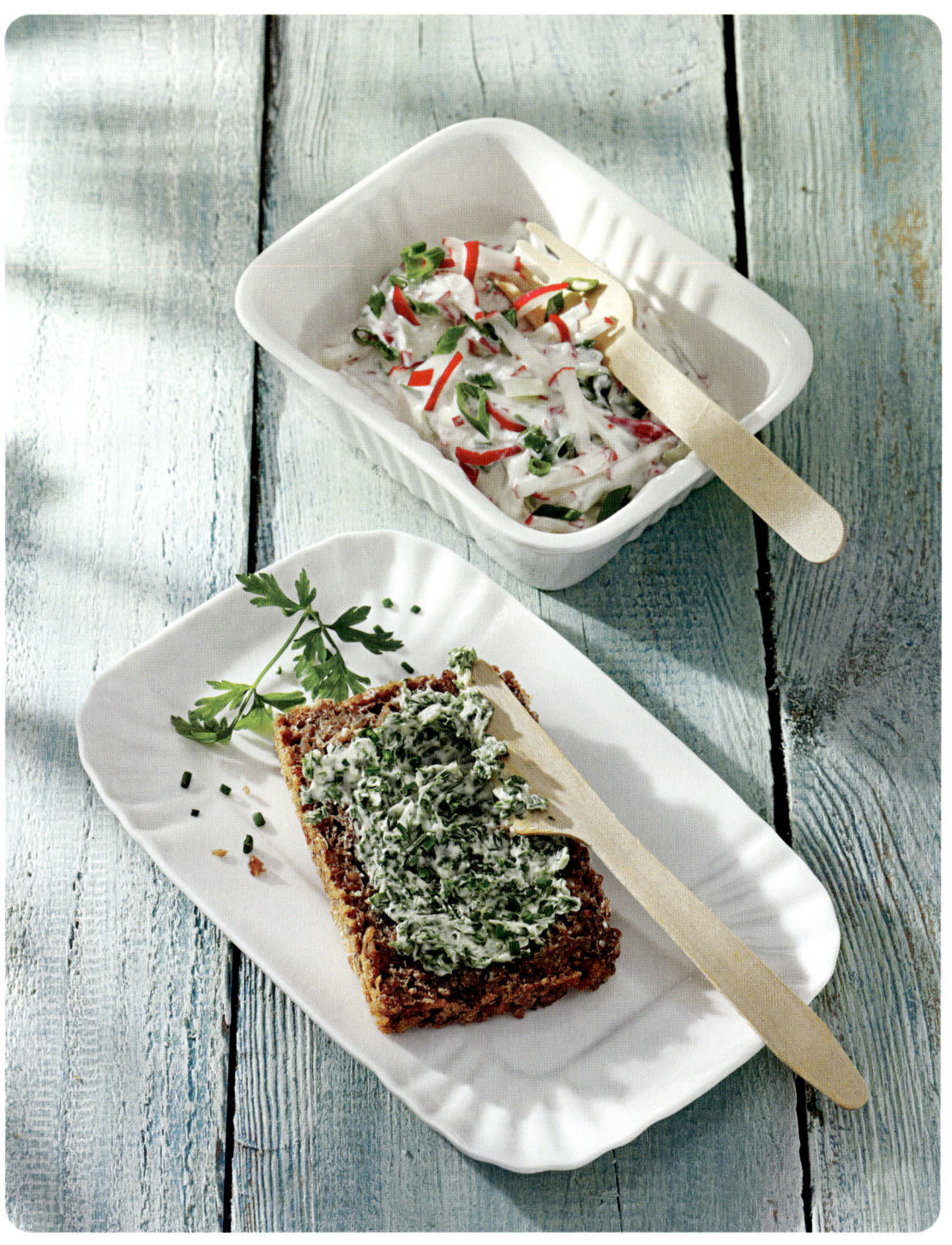

Suppen, Salate, Mittags- und Abendgerichte

Spinatsuppe mit Möhrenstreifen

ca. 280 kcal

Zubereitungszeit: ca. 20 Minuten

Zutaten
150 g Möhren
1 kleine Zwiebel
1 TL Butter
2 EL feines Weizenschrot
350 ml Gemüsebrühe
2 EL Sahne
60 g Spinatblätter

- Die Möhren der Länge nach vierteln und in 2 cm lange Streifen schneiden. Die Zwiebel fein hacken.
- Die Butter in einem Topf schmelzen lassen und die Möhrenstreifen und Zwiebelwürfel darin leicht andünsten.
- Anschließend das Mehl darüber stäuben, mit der Gemüsebrühe ablöschen und mit der Sahne verfeinern. Alles 5 bis 8 Minuten köcheln lassen.
- Die Spinatblätter in grobe Streifen schneiden, zur Suppe geben, etwa 1 Minute mitkochen lassen und die Suppe dann sofort servieren.

Blumenkohlsuppe

ca. 150 kcal

Zubereitungszeit: ca. 25 Minuten

Zutaten
½ Blumenkohl (ca. 200 g küchenfertig)
½ l Wasser
2 TL Gemüsebrühe
2 EL Sahne
2 EL gehackte Petersilie

- Den Blumenkohl in kleine Röschen teilen, mit ½ Liter Wasser in einen Topf geben, mit der Brühe würzen und 15 bis 18 Minuten köcheln lassen.
- Das Ganze pürieren und mit Sahne verfeinern. Zum Schluss die fein gehackte Petersilie darüber streuen.

Kochen Sie einen ganzen Blumenkohl und bereiten Sie aus der anderen Hälfte einen Blumenkohlsalat (S. 57)

Gemüsecremesuppe

ca. 380 kcal

Zubereitungszeit: ca. 30 Minuten

Zutaten

1 große Stange Lauch
1 TL Butter
1 Möhre
1 kleines Stück Sellerie
200 g Kartoffeln
½ l Gemüsebrühe
½ TL geriebene Muskatnuss
2 EL Sahne

- Den Lauch in feine Ringe schneiden und in der Butter glasig dünsten.
- Möhre, Sellerie und Kartoffeln in kleine Würfel schneiden und zum Lauch geben.
- Die Gemüsebrühe unter Rühren dazugießen und alles bei geringer Hitzezufuhr 15 bis 18 Minuten köcheln lassen. Anschließend pürieren, mit Muskatnuss würzen und mit der Sahne verfeinern.

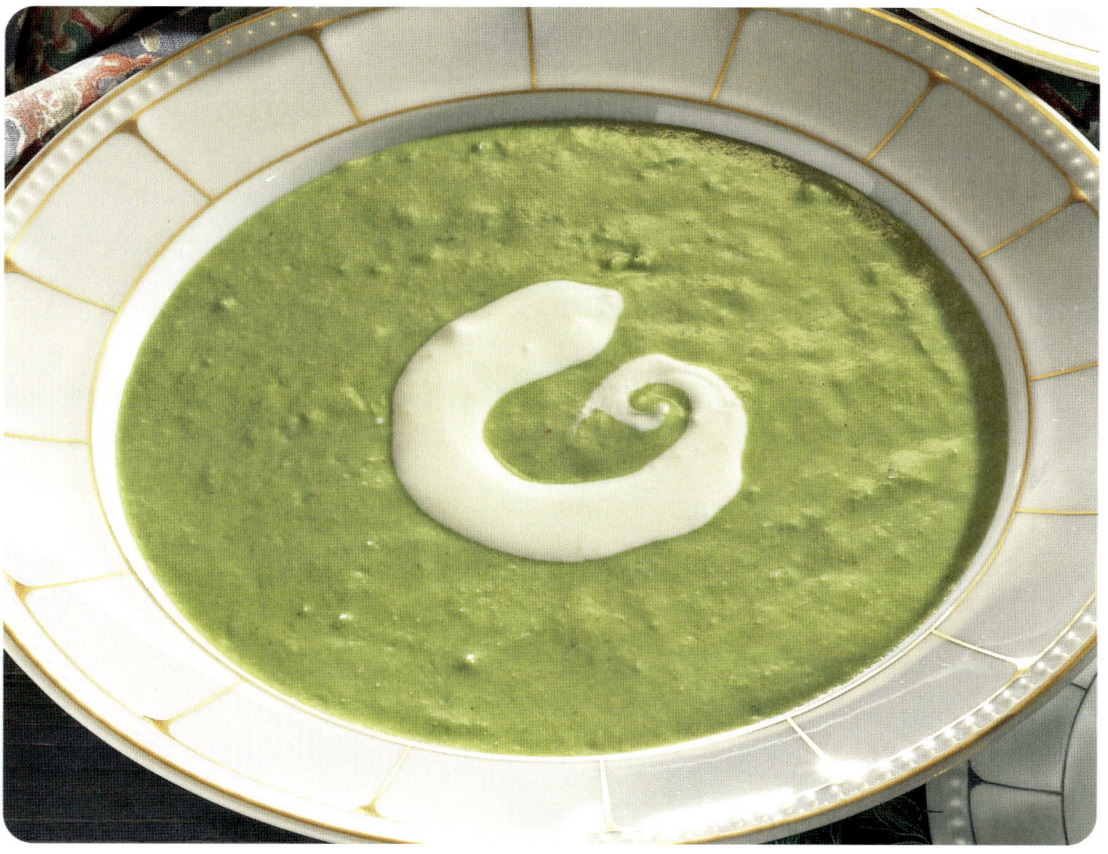

Kalte Gurkensuppe

ca. 200 kcal

Zubereitungszeit: ca. 15 Minuten

Zutaten
125 g Salatgurke
½ TL Meersalz
250 g Joghurt (3,5 % Fett)
1 Knoblauchzehe (nach Belieben)
½ Bund Dill

- Die Gurke grob raspeln und mit Salz leicht würzen.
- Den Joghurt mit dem Schneebesen glatt rühren und die Gurkenraspel hinzufügen. Nach Belieben die Knoblauchzehe durch eine Presse dazudrücken. Den Dill fein hacken und zur Gurkensuppe geben.

Rote-Bete-Salat

ca. 260 kcal

Zubereitungszeit: ca. 30 Minuten

Zutaten
Für den Salat
3 Knollen rote Bete (ca. 400 g)
1 EL Petersilie

Für die Sauce
1 Zwiebel
1 EL Obstessig oder Balsamico
1 EL Sonnenblumenöl
⅛ l Gemüsebrühe
1 TL Kümmel

- Die roten Beten waschen und in wenig Wasser etwa 20 Minuten garen. Anschließend abkühlen lassen, pellen und in dünne Scheiben schneiden.
- Für die Sauce die Zwiebel fein würfeln. Essig mit Öl und Gemüsebrühe kräftig verrühren und mit dem Kümmel würzen.
- Die Sauce über die rote Bete geben und mit gehackter Petersilie bestreuen.

Knackiger Sommersalat

ca. 370 kcal

Zubereitungszeit: ca. 25 Minuten

Zutaten

Für den Salat

1 grüne Paprikaschote

½ Fenchelknolle

2 Tomaten

1 Zwiebel

Für die Sauce

1 EL Obstessig oder Balsamico

1 EL Sonnenblumenöl

1 TL Kräutersalz

100 ml Wasser

3 EL Sahne

3 EL fein gehackte Kräuter
  (Petersilie, Basilikum, Schnittlauch)

- Paprikaschote und Fenchel in feine Streifen, Tomaten und Zwiebel in Würfel schneiden.
- Aus Essig, Öl, Kräutersalz und 100 ml Wasser eine Sauce rühren. Diese nach Belieben mit Sahne verfeinern und die fein gehackten Kräuter untermischen.

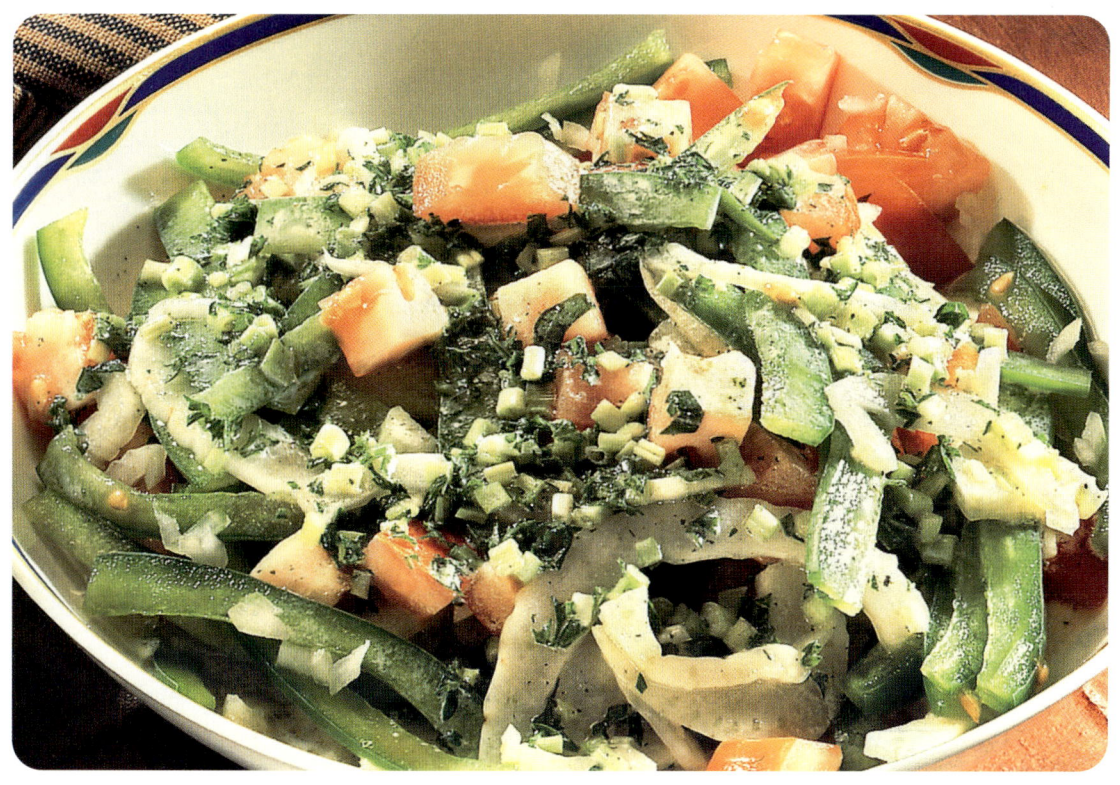

Tomaten-Bohnen-Salat

ca. 420 kcal

Zubereitungszeit: ca. 30 Minuten

Zutaten

Für den Salat

200 g grüne Bohnen
Meersalz
1 Stängel Bohnenkraut
200 g Tomaten
1 Zwiebel
6 schwarze Oliven
60 g Schafskäse

Für die Sauce

je ein Stiel Thymian, Rosmarin und Basilikum
1 EL Obstessig oder Balsamico
100 ml Wasser
1 EL Olivenöl
1 TL Kräutersalz

- Die Bohnen waschen, putzen und in leicht gesalzenem Wasser zusammen mit dem Bohnenkraut etwa 18 Minuten garen.
- Die Tomaten in Scheiben, die Zwiebel in dünne Ringe schneiden.
- Für die Sauce die Kräuter waschen, trocken schütteln, von den Stielen zupfen und grob hacken. Essig mit Wasser verdünnen und das Öl darunter schlagen. Mit Kräutersalz würzen und die Kräuter zufügen.
- Nun die Bohnen abgießen und zusammen mit den Tomaten anrichten. Die Kräutersauce und die Oliven darüber geben. Den Schafskäse in Würfel schneiden, auf den Salat legen und mit den Zwiebelringen garnieren.

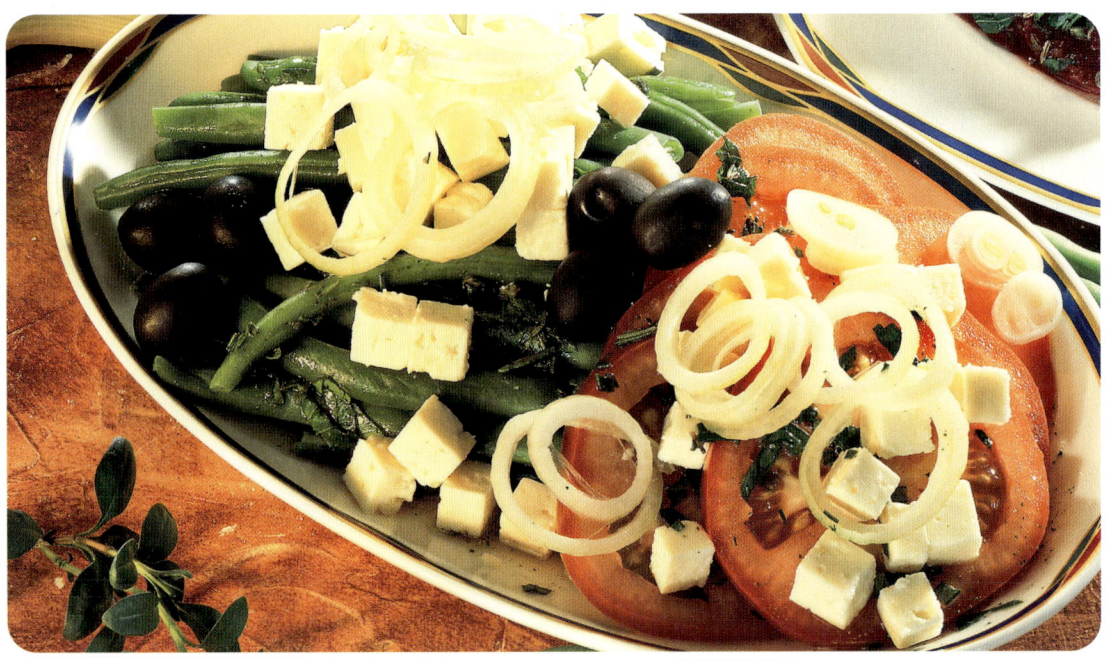

Blumenkohlsalat

ca. 200 kcal

Zubereitungszeit: ca. 25 Minuten

Zutaten
Für den Salat

300 g Blumenkohl

½ TL Meersalz

Für die Sauce

1 kleine Zwiebel

1 EL Sonnenblumenöl

1 EL Obstessig oder Balsamico

80 ml Wasser

1 TL Kräutersalz

2 EL saure Sahne

1 TL Paprikapulver, edelsüß

- Den Blumenkohl in kleine Röschen teilen, in leicht gesalzenem Wasser in 15 bis 18 Minuten garen, aus dem Wasser nehmen und abkühlen lassen.
- Für die Sauce die Zwiebel sehr fein würfeln und mit dem Sonnenblumenöl, dem Essig und 80 ml Wasser verrühren. Kräutersalz unter die Sauce rühren und alles mit saurer Sahne verfeinern.
- Die Sauce über den Blumenkohl gießen und mit Paprikapulver bestäuben.

Scholle auf klassische Art

ca. 450 kcal

Zubereitungszeit: ca. 20 Minuten

Zutaten

1 küchenfertige Scholle

1 TL Kräutersalz

2 EL frisch gemahlene Mandeln

2 EL Butter

3 Stängel Petersilie

- Die Scholle abspülen und trocken tupfen. Beide Fischseiten salzen und in den gemahlenen Mandeln wenden.
- Die Butter bei geringer Hitze in einer Pfanne schmelzen lassen und die Scholle darin 10 bis 15 Minuten von beiden Seiten braten. Zwischendurch mehrmals an der Pfanne rütteln, damit der Fisch nicht am Pfannenboden haften bleibt. Die Scholle abschließend mit Petersilie garnieren.

Forelle im Champignon-Gemüse-Bett

ca. 240 kcal

Zubereitungszeit: ca. 40 Minuten

Zutaten
1 Forelle
1 EL Zitronensaft
½ TL Kräutersalz
60 g frische Champignons
1 mittelgroße Stange Lauch
1 EL Sonnenblumenöl

- Den Backofen auf 175 °C vorheizen. Die Forelle waschen, trocken tupfen, mit etwas Zitronensaft beträufeln und mit Kräutersalz mild würzen.
- Die Champignons blättrig aufschneiden. Den Lauch in feine Ringe schneiden.
- Ein ausreichend großes Stück Alufolie gut mit Öl bestreichen. Die Hälfte der Pilze und Lauchringe gleichmäßig darauf verteilen. Die Forelle darauf legen und mit dem restlichen Gemüse belegen. Dann die Folie gut verschließen, indem die langen und die kurzen Enden doppelt eingeschlagen werden.
- Das Päckchen auf ein Gitter in den Ofen legen (mittlere Schiene) und etwa 20 Minuten garen lassen.

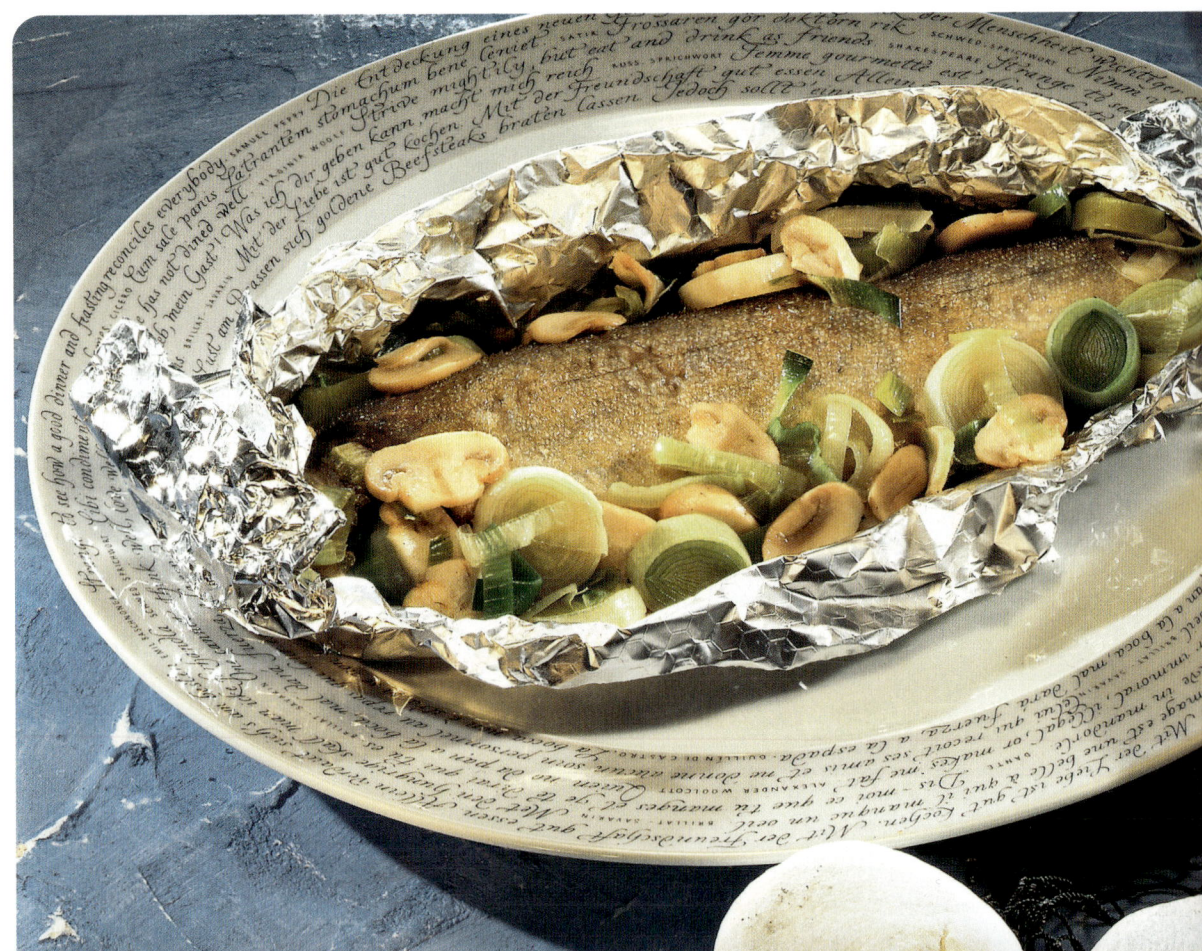

Zwiebel-Pilz-Omelett

ca. 330 kcal

Zubereitungszeit: ca. 20 Minuten

Zutaten

1 Zwiebel

50 g Champignons

2 TL Sonnenblumenöl

2 Eier

3 EL Mineralwasser

½ TL Kräutersalz

½ TL Paprikapulver, edelsüß

2 EL Schnittlauchröllchen

- Die Zwiebel in feine Ringe, die Pilze in dünne Scheiben schneiden.
- Das Öl in einer Pfanne erhitzen und die Zwiebelringe und Pilze darin dünsten. Alles kurze Zeit schmoren lassen.
- In der Zwischenzeit die Eier trennen und das Eiweiß steif schlagen. Die Eigelbe zusammen mit Mineralwasser, Kräutersalz sowie Paprikapulver cremig verrühren und das steife Eiweiß vorsichtig unterheben.
- Die Eimasse in die Pfanne über das Gemüse gießen und glatt streichen. Die Pfanne abdecken und das Omelett bei geringer Hitzezufuhr etwa 6 Minuten stocken lassen. Dabei nicht umrühren. Zum Schluss mit Schnittlauchröllchen bestreuen.

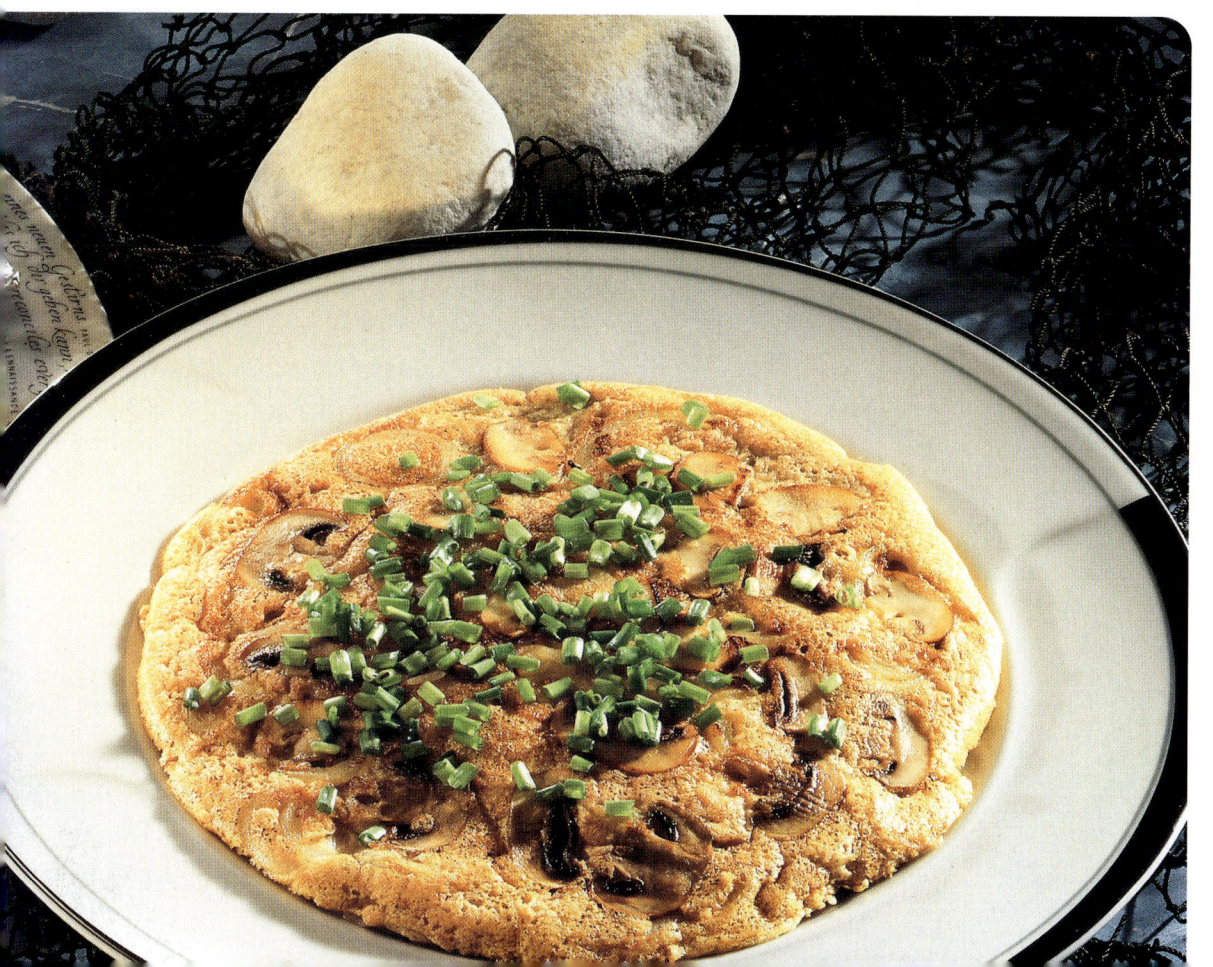

Gefüllte Frikadellen mit Tomatensalat

ca. 830 kcal

Zubereitungszeit: ca. 25 Minuten

Zutaten
Für die Frikadellen
5 Basilikumblättchen

40 g Schafskäse

1 Zwiebel

1 große Möhre

150 g Rinder- oder Lammhackfleisch

1 Eigelb

1 TL Kräutersalz

1 TL Paprikapulver, edelsüß

1 EL Sonnenblumenöl

Für den Salat
4 Tomaten

1 TL Olivenöl

½ TL Kräutersalz

1 Zwiebel

6 schwarze Oliven

5 Basilikumblättchen

- Die Basilikumblättchen in Streifen schneiden. Den Schafskäse grob mit der Gabel zerdrücken und mit den Basilikumstreifen vermischen. Die Zwiebel fein würfeln, die Möhre fein raspeln.
- Das Hackfleisch in eine Schüssel geben und mit Zwiebelwürfeln, Möhrenraspeln, Eigelb, Kräutersalz und Paprikapulver vermischen.
- Aus dem Fleischteig eine Frikadelle formen und eine Mulde hineindrücken. Den Schafskäse hineinfüllen und wieder zu einer Frikadelle formen.
- Das Sonnenblumenöl in einer Pfanne erhitzen und die Frikadelle darin bei mittlerer Hitze etwa 8 Minuten von jeder Seite braten, bis sie knusprig braun ist.
- Für den Salat die Tomaten vierteln, mit Olivenöl beträufeln und mit Kräutersalz würzen. Die Zwiebel in Ringe schneiden und zusammen mit den Oliven zum Salat geben. Den Salat mit Basilikumblättchen garnieren.

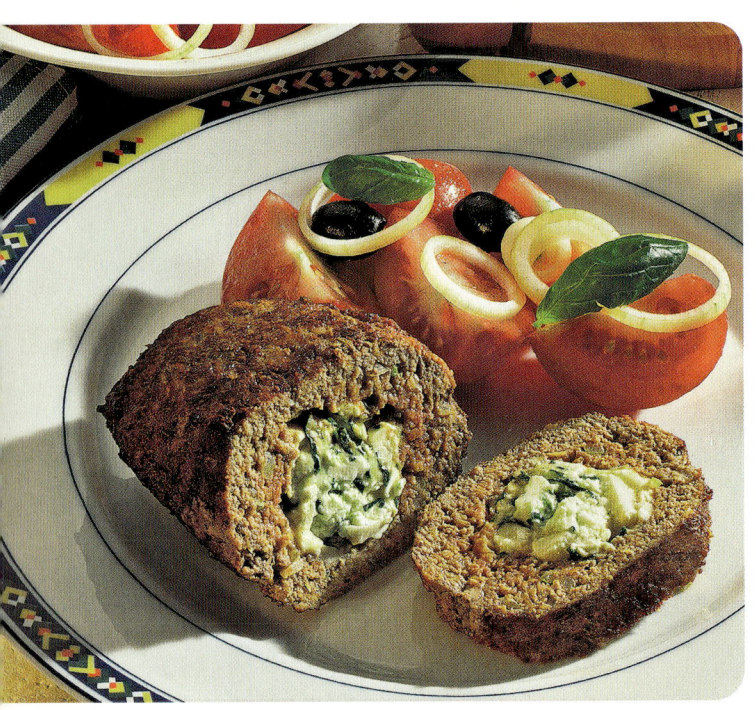

Lammsteaks auf Mangoldgemüse

ca. 527 kcal

Zubereitungszeit: ca. 30 Minuten

Zutaten
Für das Gemüse
400 g Mangold
Meersalz
1 Zwiebel
2 TL Butter
1 TL Gemüsebrühe
2 EL Sahne

Für die Lammsteaks
2 Lammsteaks
 (aus dem Kotelettstück entnommen)
Knoblauchsalz
1 EL ungehärtetes Kokosfett (aus dem Reformhaus) oder Olivenöl

- Die grünen Blätter von den Mangoldstielen abziehen, gut waschen und trocken tupfen. Die Stiele waschen und ebenfalls trocken tupfen. Alles quer in feine Streifen schneiden.
- Das Gemüse in wenig leicht gesalzenem Wasser etwa 15 Minuten garen, anschließend abgießen.
- In der Zwischenzeit die Lammsteaks kurz waschen, trocken tupfen und mit Knoblauchsalz würzen.
- Das Fett in einer Pfanne erhitzen und die Steaks von jeder Seite 4 bis 5 Minuten braten.
- Für das Gemüse die Butter in einer Pfanne zerlassen. Die Zwiebel in feine Würfel schneiden und in der Butter glasig dünsten. Das Mangoldgemüse dazugeben. Mit Gemüsebrühe abschmecken und mit Sahne verfeinern.

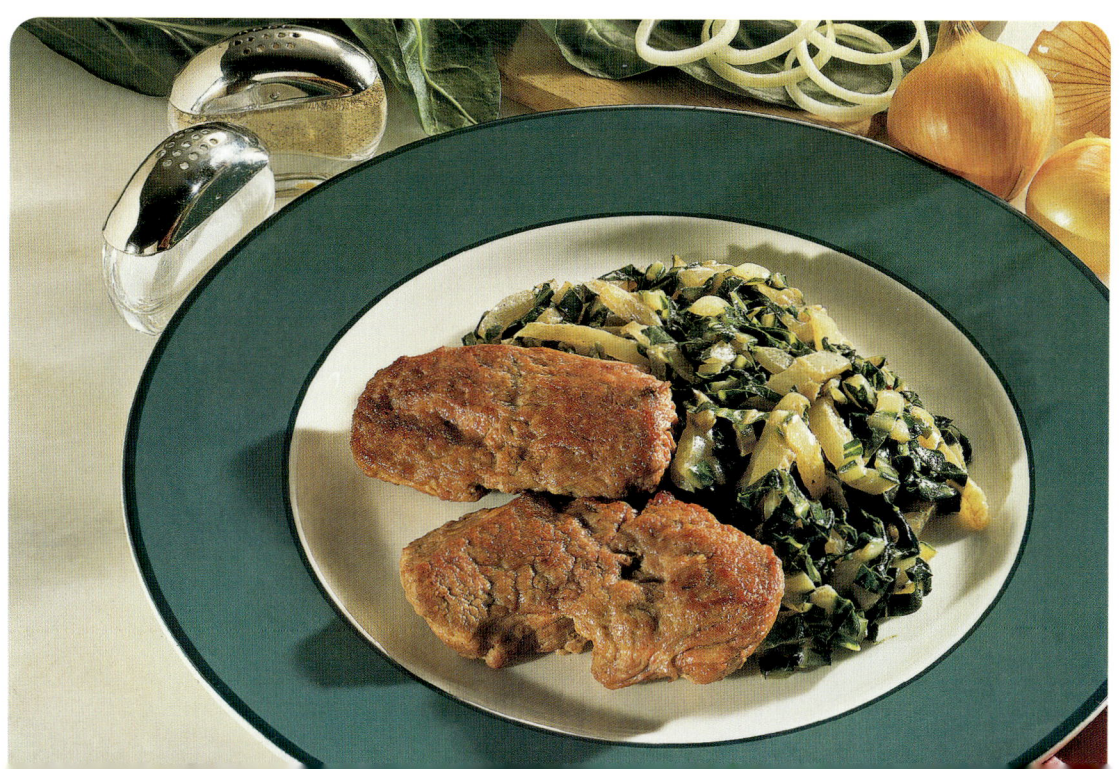

Fruchtiges Putengeschnetzeltes

ca. 660 kcal

Zubereitungszeit: ca. 25 Minuten

Zutaten

3 Orangen
1 mittelgroße Zwiebel
je 1 kleine grüne und gelbe Paprikaschote
150 g Putenfleisch
1 ½ TL Sonnenblumenöl
1 TL Kräutersalz
1 TL Ingwerpulver
1 Msp. Cayennepfeffer
2 EL Sahne
4 Melisseblättchen

- Zwei Orangen auspressen und den Saft beiseite stellen. Die dritte Orange schälen, dabei auch die weiße Haut entfernen. Die Filets mit einem spitzen Messer aus den Trennhäuten herausschneiden.
- Die Zwiebel fein würfeln. Die Paprikaschoten in schmale Streifen schneiden.
- Das Putenfleisch waschen, trocken tupfen und in 2 ½ cm große Würfel schneiden.
- Das Öl in einer Panne erhitzen und das Fleisch darin von allen Seiten anbraten.
- Zwiebelwürfel und Paprikastreifen hinzufügen und alles schmoren lassen. Den Orangensaft dazugießen und aufkochen lassen.
- Die Orangenfiletscheiben hinzufügen und das Geschnetzelte mit Kräutersalz, Ingwerpulver und Cayennepfeffer würzen. Die Sahne einrühren und mit den Melisseblättchen garnieren.

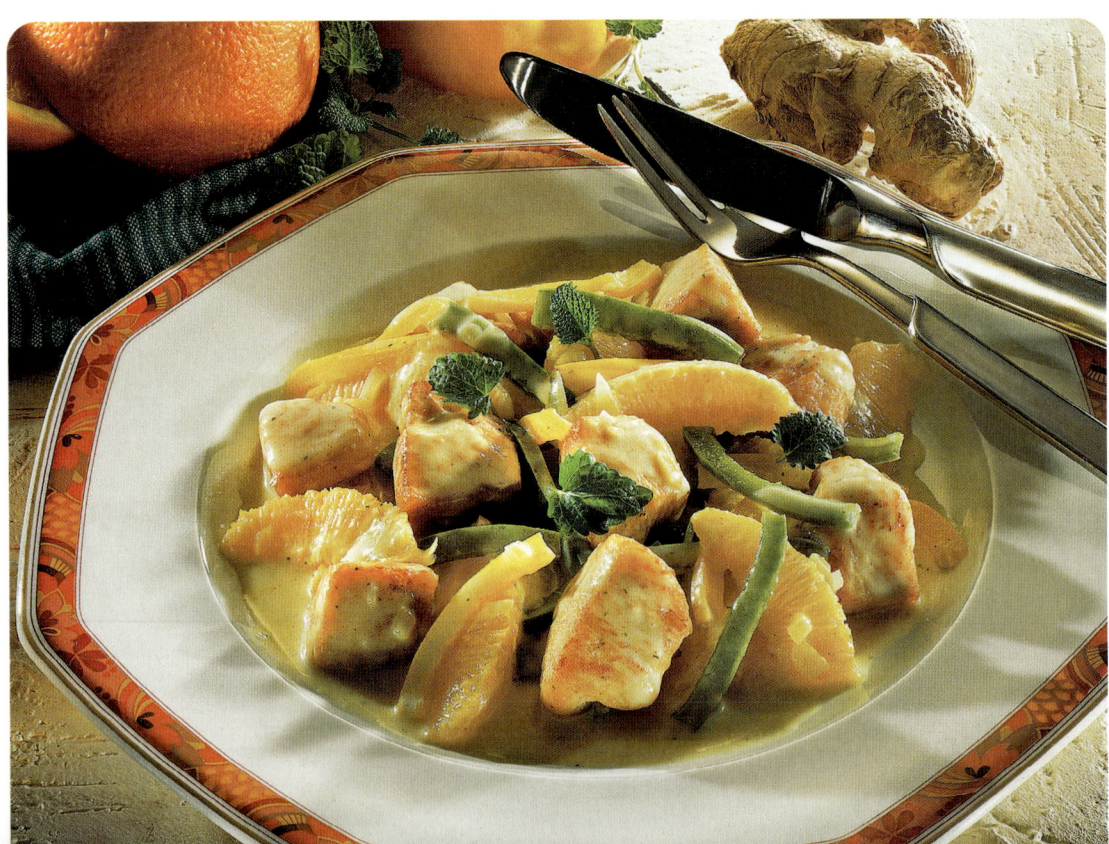

Indische Currypfanne

ca. 870 kcal

Zubereitungszeit: ca. 45 Minuten

Zutaten

8 Cashewkerne

2 EL Kokosraspel

150 g Hähnchenbrustfilet

1 kleine Mango

1 große Fenchelknolle

1 Zwiebel

1 EL Sonnenblumenöl

1 TL Curry

½ TL Kräutersalz

¼ TL Cayennepfeffer

125 ml Gemüsebrühe

3 EL Sahne

- Die Cashewkerne halbieren und mit den Kokosraspeln in einer beschichteten Pfanne ohne Fettzugabe kurz anrösten.
- Das Fleisch waschen und in schmale Streifen schneiden. Die Mango würfeln.
- Das Grün von der Fenchelknolle abschneiden und beiseite stellen. Die Knolle in feine Scheiben und die Zwiebel in Ringe schneiden.
- Das Öl in einer Pfanne erhitzen und das Fleisch darin unter Wenden etwa 5 Minuten anbraten. Die Zwiebelringe hinzufügen, kurz mitbraten und dann das Fenchelgemüse unterrühren. Mit Curry, Kräutersalz und Cayennepfeffer würzen und die Brühe angießen. Alles 5 bis 8 Minuten köcheln lassen.
- Danach Mangostücke, Cashewkerne sowie Kokosraspeln unterheben und alles 3 Minuten dünsten. Mit Sahne verfeinern und mit Fenchelgrün garnieren.

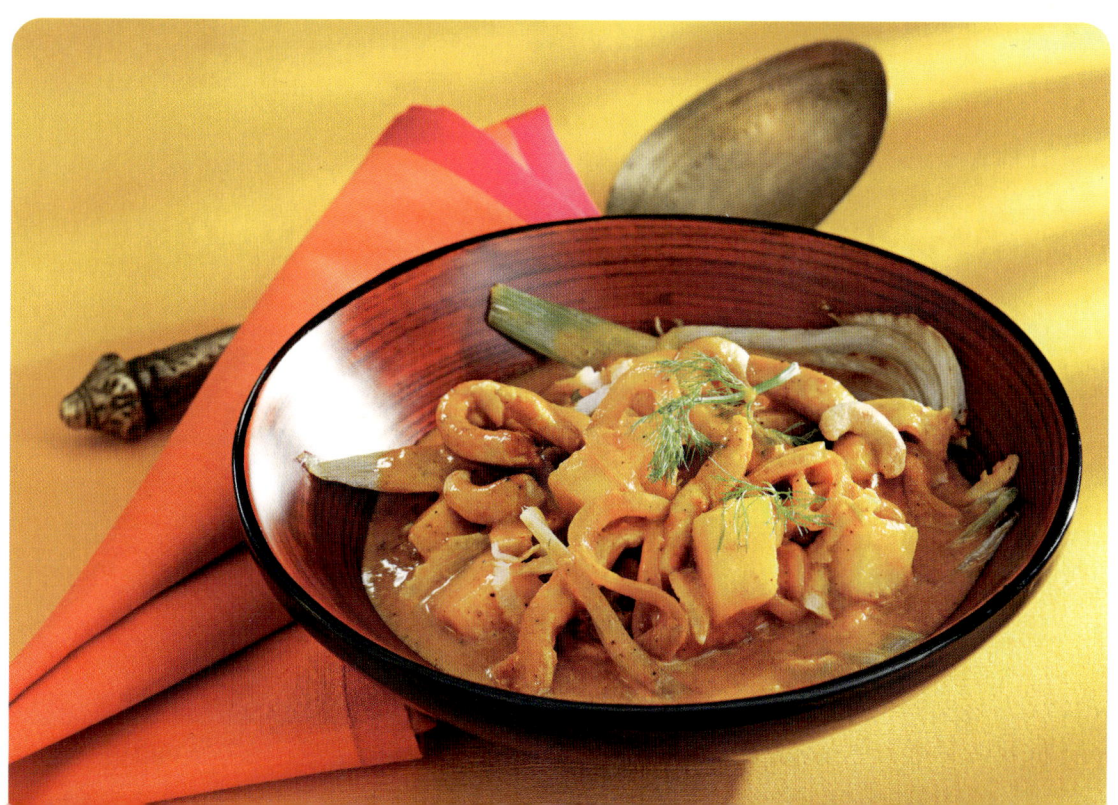

Seezungenfilet nach Sylter Art

ca. 715 kcal

Zubereitungszeit: ca. 45 Minuten

Zutaten

2 Seezungenfilets (ca. 200 g)
1 EL Zitronensaft
¾ TL Meersalz
1 kleine Schmorgurke (ca. 400 g)
1 Zwiebel
1 EL Butter
2 EL Sahne
2 EL saure Sahne
5 EL Wasser
1 TL Gemüsebrühe
1 Msp. Cayennepfeffer
2 dünne Zitronenscheiben
2 Stängel Petersilie

- Die Seezungenfilets kurz abspülen, trocken tupfen, mit dem Zitronensaft beträufeln und salzen.
- Die Gurke in fingerdicke Streifen schneiden.
- Die Gurkenstreifen in sprudelnd kochendem Wasser kurz blanchieren und sofort wieder aus dem Wasser nehmen. Den Backofen auf 200 °C vorheizen.
- Die Zwiebel sehr fein würfeln und in der Butter glasig dünsten. Die Gurkenstreifen hinzugeben.
- Die Sahne mit der sauren Sahne sowie 5 Esslöffeln Wasser cremig rühren und zum Gemüse geben. Mit Brühe und Cayennepfeffer leicht würzen. Anschließend das Gemüse in eine Auflaufform füllen.
- Die Seezungenfilets auf das Gemüse legen. Die Form mit Alufolie verschließen und alles etwa 10 Minuten im Ofen garen. Dann den Ofen auf 100 °C herunterdrehen und das Gericht in weiteren 15 Minuten gar ziehen lassen. Mit Petersilie und Zitronenscheiben garnieren.

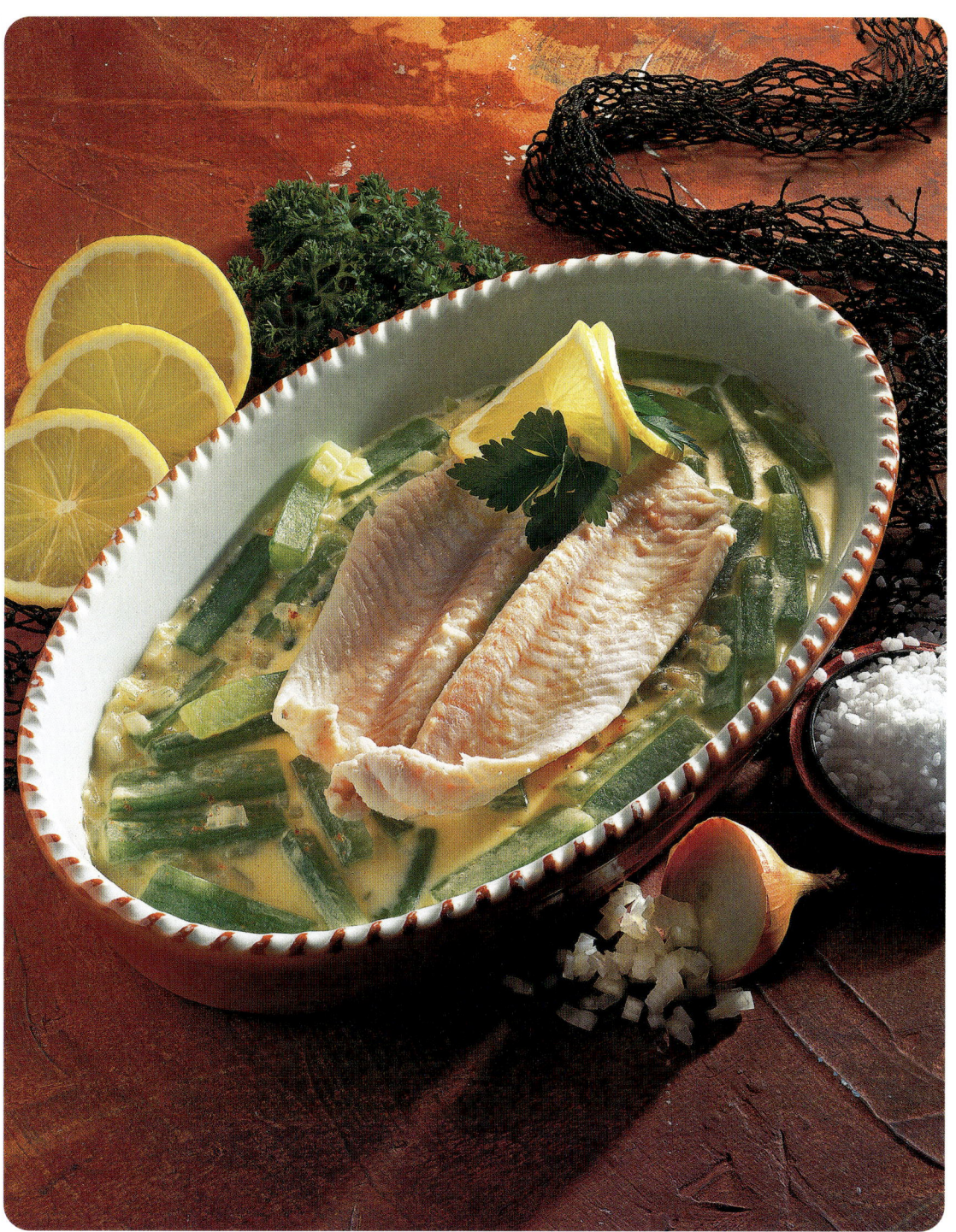

Paprikagemüse mit Spiegeleiern

ca. 460 kcal

Zubereitungszeit: ca. 25 Minuten

Zutaten
Für das Gemüse

1 gelbe Paprikaschote
2 rote Paprikaschoten
1 Zwiebel
1 EL Butter
1 TL Gemüsebrühe
1 Stängel Petersilie

Für die Eier

2 TL Sonnenblumenöl
2 Eier
1 Msp. Meersalz

- Die Paprikaschoten in Streifen schneiden. Die Zwiebel grob würfeln. Die Butter in einer Pfanne erwärmen und die Zwiebelwürfel darin glasig dünsten.
- Die Paprikastücke hinzufügen und alles etwa 5 Minuten dünsten. Dann mit der Brühe würzen.
- In der Zwischenzeit das Öl in einer weiteren Pfanne erhitzen, die Eier hineinschlagen, braten und mit dem Salz würzen. Das Paprikagemüse zusammen mit den Spiegeleiern servieren und mit Petersilie garnieren.

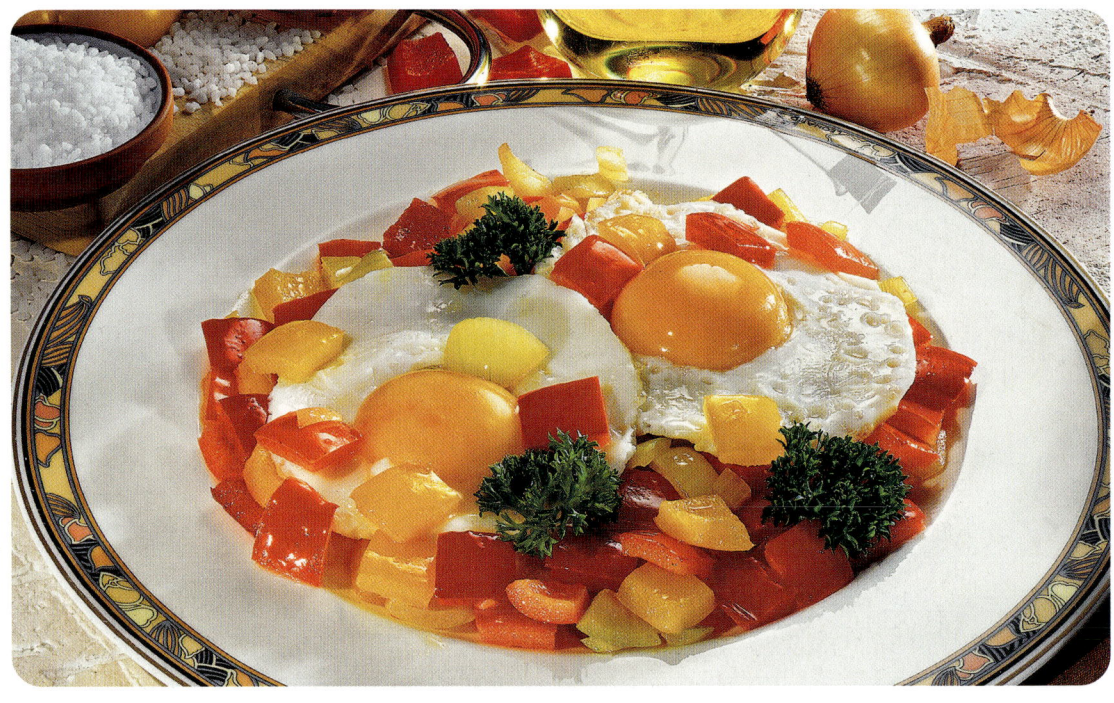

Käsepfännchen

ca. 320 kcal

Zubereitungszeit: ca. 40 Minuten

Zutaten
½ kleiner Blumenkohl
½ TL Meersalz
400 g Tomaten
1 TL Kräutersalz
½ TL Oregano
½ TL Rosmarin
6 – 8 Basilikumblättchen
60 g Gouda (45 % Fett i. Tr.)

- Den Blumenkohl in Röschen teilen. Diese in wenig Salzwasser in 5 bis 8 Minuten halbgar kochen und anschließend in eine feuerfeste Form geben.

- Die Tomaten über Kreuz einritzen, kurz überbrühen und enthäuten. Die Früchte in grobe Stücke schneiden.
- Die Tomatenwürfel mit Kräutersalz, Oregano, Rosmarin und fein gehackten Basilikumblättchen würzen und alles zu den Blumenkohlröschen geben.
- Den Käse in kleine Würfel schneiden und über dem Gemüse verteilen. Die Form in den Ofen stellen und alles 15 bis 20 Minuten überbacken.

Da Sie ja keinen halben Blumenkohl kaufen können, kochen Sie einfach alle Röschen auf einmal. Nehmen Sie nach 5 bis 8 Minuten einen Teil des Gemüses aus dem Kochwasser heraus. Den Rest weitergaren und zu Blumenkohlsalat verarbeiten. (S. 57)

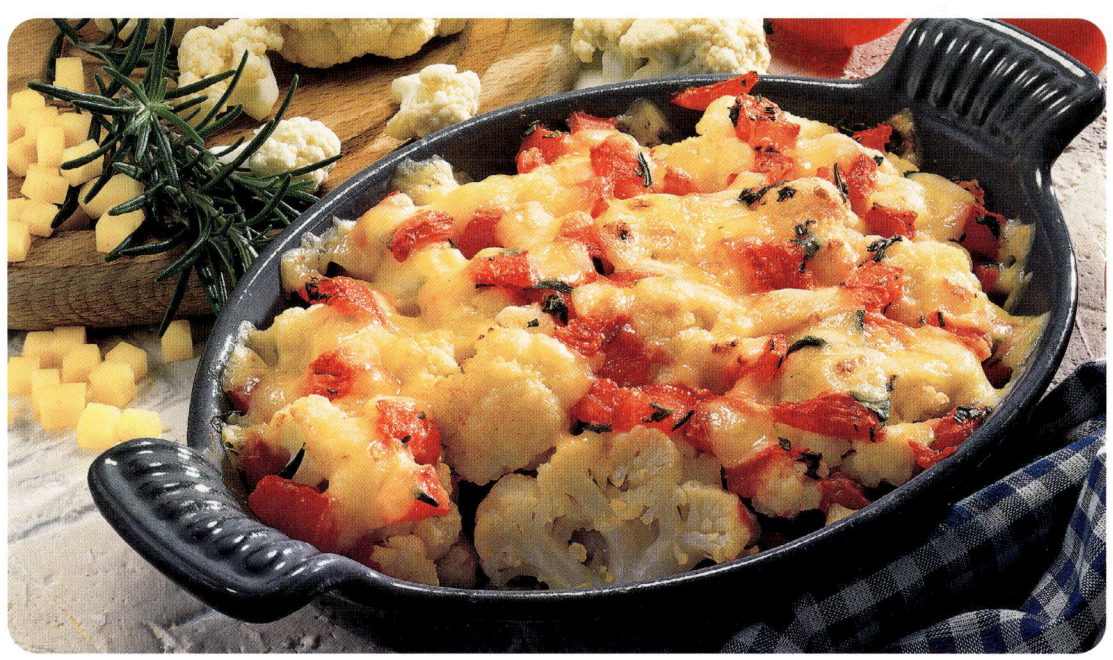

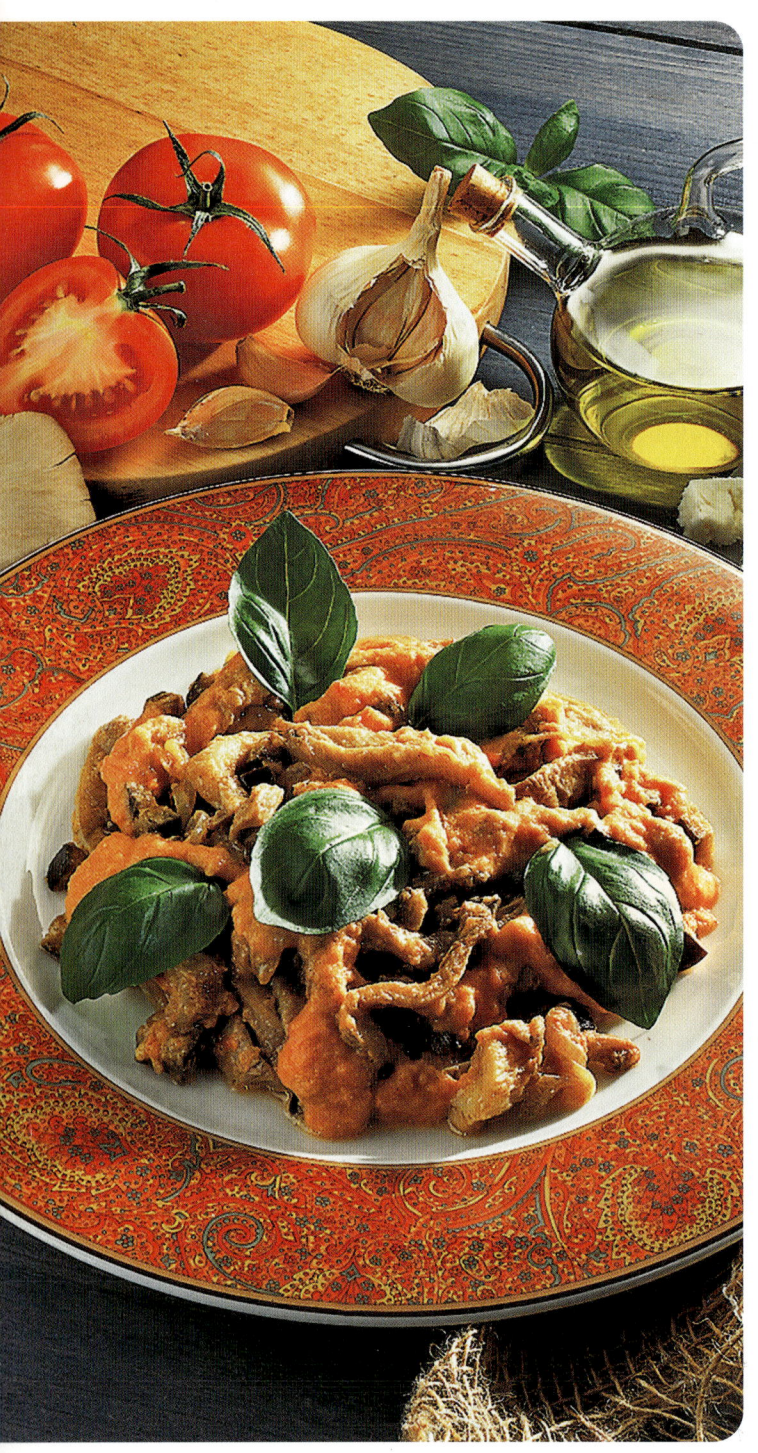

Pilzgemüse mit Schafskäse

ca. 405 kcal

Zubereitungszeit: ca. 35 Minuten

Zutaten
1 Zwiebel
125 g Austernpilze
1 kleine Aubergine
1 ½ EL Olivenöl
300 g Tomaten
2 TL Gemüsebrühe
1 Msp. Cayennepfeffer
1 Knoblauchzehe
60 g Schafskäse (Feta)
5 Basilikumblättchen

- Die Zwiebel in feine Ringe, die Austernpilze in nicht zu feine Streifen schneiden. Die Aubergine klein würfeln.
- Das Öl in einer Pfanne nicht zu stark erhitzen und alles zusammen unter Rühren etwa 10 Minuten braten.
- Die Tomaten pürieren. Das Püree zum Gemüse geben und mit Brühe und Cayennepfeffer würzen. Den Knoblauch zum Gemüse pressen. Das Ganze weitere 5 Minuten leicht köcheln lassen.
- Den Schafskäse zerbröseln, unter das Pilzgemüse rühren und alles zugedeckt etwa 5 Minuten erwärmen bis der Käse geschmolzen ist. Mit Basilikumblättchen garnieren.

Gratinierte Champignons mit Sauerkraut

ca. 580 kcal

Zubereitungszeit: ca. 35 Minuten

Zutaten
100 g Champignons
1 mittelgroße Zwiebel
½ kleine Ananas
1 EL Butter
300 g Sauerkraut
1 TL Kräutersalz
1 EL Sahne
3 frisch gehackte Walnusskerne
40 g geriebener Käse
  (45 % Fett i. Tr., z. B. Gouda)

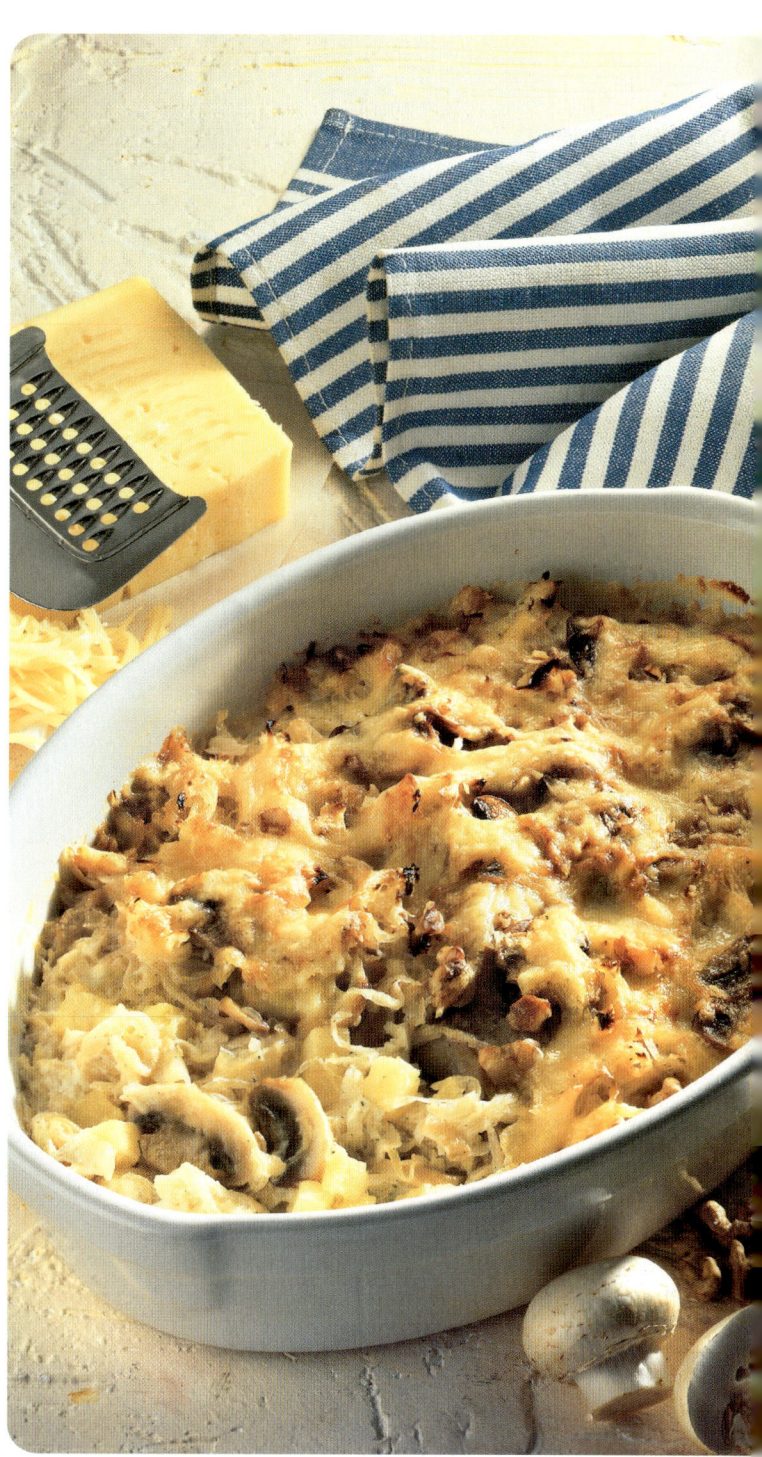

- Die Champignons in Scheiben schneiden. Die Zwiebel fein würfeln. Die Ananas in kleine Würfel schneiden.
- Die Butter in einer Pfanne schmelzen lassen und die Pilze mit den Zwiebelwürfeln darin leicht anbraten.
- Das Sauerkraut etwas zerkleinern und zusammen mit der Ananas zu den Pilzen geben. Mit Kräutersalz würzen und die Sahne darunter rühren. Alles etwa 10 Minuten unter Rühren dünsten. Den Backofen auf 200 °C vorheizen.
- Das Pilzgemüse in eine Auflaufform geben und mit den gehackten Walnusskernen bestreuen. Den Käse auf das Gemüse streuen und das Ganze auf der mittleren Schiene in etwa 15 Minuten überbacken.

Rösti mit Dillquark und Lachs

ca. 640 kcal

Zubereitungszeit: ca. 30 Minuten

Zutaten

Für den Röstiteig

1 Zwiebel
150 g Kartoffeln
½ TL Kräutersalz
1 EL frische Majoranblättchen
1 Eigelb
1–2 EL Sonnenblumenöl

Für den Dillquark

125 g Quark (20 % Fett)
4 EL Mineralwasser
½ TL Meersalz
½ Bund Dill

Außerdem

2 Scheiben geräucherter Lachs (à 25 g)

- Die Zwiebel fein würfeln. Die Kartoffeln grob raspeln. Die Kartoffelraspeln mit Zwiebelwürfeln, Kräutersalz, Majoranblättchen und Eigelb gut vermischen.
- Das Öl in einer Pfanne erhitzen, den Röstiteig hineingeben und glatt streichen. Beide Seiten bei mittlerer Hitze je 5 bis 7 Minuten knusprig braten. Eventuell noch etwas Öl hinzufügen.
- Den Quark mit Mineralwasser glatt verrühren und mit Salz leicht würzen. Den Dill fein hacken und unter den Quark mischen.
- Rösti mit Quark und Lachs anrichten und mit Dill garnieren.

Dazu passt ein neutraler Salat.

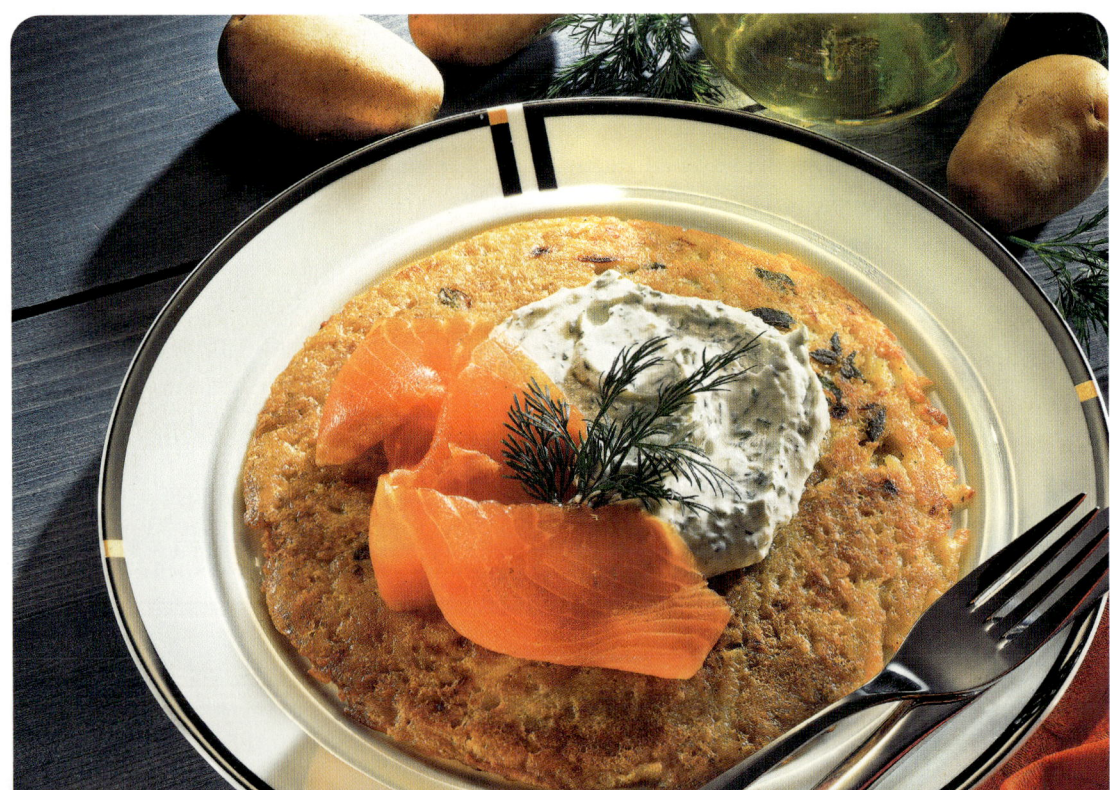

Zartes Zucchinigemüse mit Lammkoteletts

ca. 820 kcal

Zubereitungszeit: ca. 30 Minuten

Zutaten
Für das Gemüse
2 kleine Zucchini
1 Zwiebel
1 EL Olivenöl
1 TL Meersalz
1 Knoblauchzehe

Für die Koteletts
2 Lammkoteletts
Meersalz
½ TL Paprikapulver
1 EL Sonnenblumenöl
1–2 TL gehackter Rosmarin

- Die Zucchini in dünne Streifen, die Zwiebel in dünne Ringe schneiden.
- Das Öl in einer Pfanne erhitzen, die Zwiebelringe darin glasig dünsten und anschließend die Zucchinistreifen hinzufügen.
- Mit Salz würzen und den Knoblauch durch eine Presse dazudrücken. 5 Minuten dünsten und zwischendurch wenden.
- Die Koteletts kalt abspülen, trocken tupfen und mit Salz sowie Paprikapulver von beiden Seiten würzen.
- Das Fett in einer Pfanne erhitzen und die Koteletts von jeder Seite 4 bis 6 Minuten braten. Mit Rosmarin bestreuen.

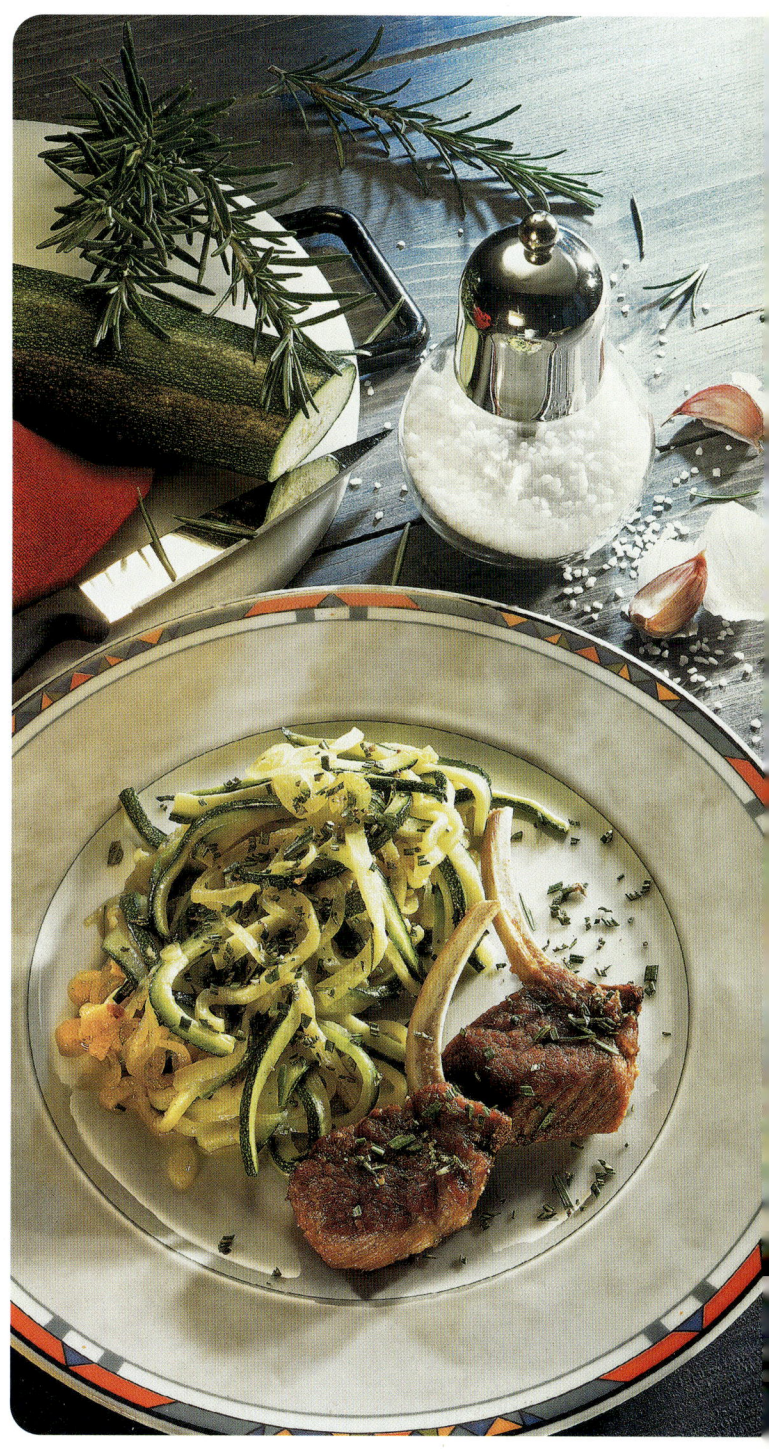

Zucchini-Tomaten-Gratin

ca. 453 kcal

Zubereitungszeit: ca. 45 Minuten

Zutaten
3 kleine Zucchini
4 Tomaten
2 Eier
6 EL Mineralwasser
2 EL Sahne
1 ½ TL Gemüsebrühe
1 Knoblauchzehe
40 g geriebener Parmesankäse
Petersilie zum Garnieren

- Die Zucchini in Scheiben schneiden.
- Die Tomaten überkreuz einritzen, für etwa 1 Minute in kochendes Wasser geben, abschrecken und die Haut abziehen. Ebenfalls in Scheiben schneiden. Abwechselnd die Zucchini- und Tomatenscheiben schuppenartig in eine Auflaufform legen. Den Backofen auf 175 °C vorheizen.
- Die Eier mit Mineralwasser und Sahne verquirlen und mit Brühe würzen. Die Knoblauchzehe durch eine Presse dazudrücken und die Eiermischung auf den Auflauf gießen.
- Das Ganze mit dem Parmesankäse bestreuen und 25 bis 30 Minuten überbacken. Mit Petersilie garnieren.

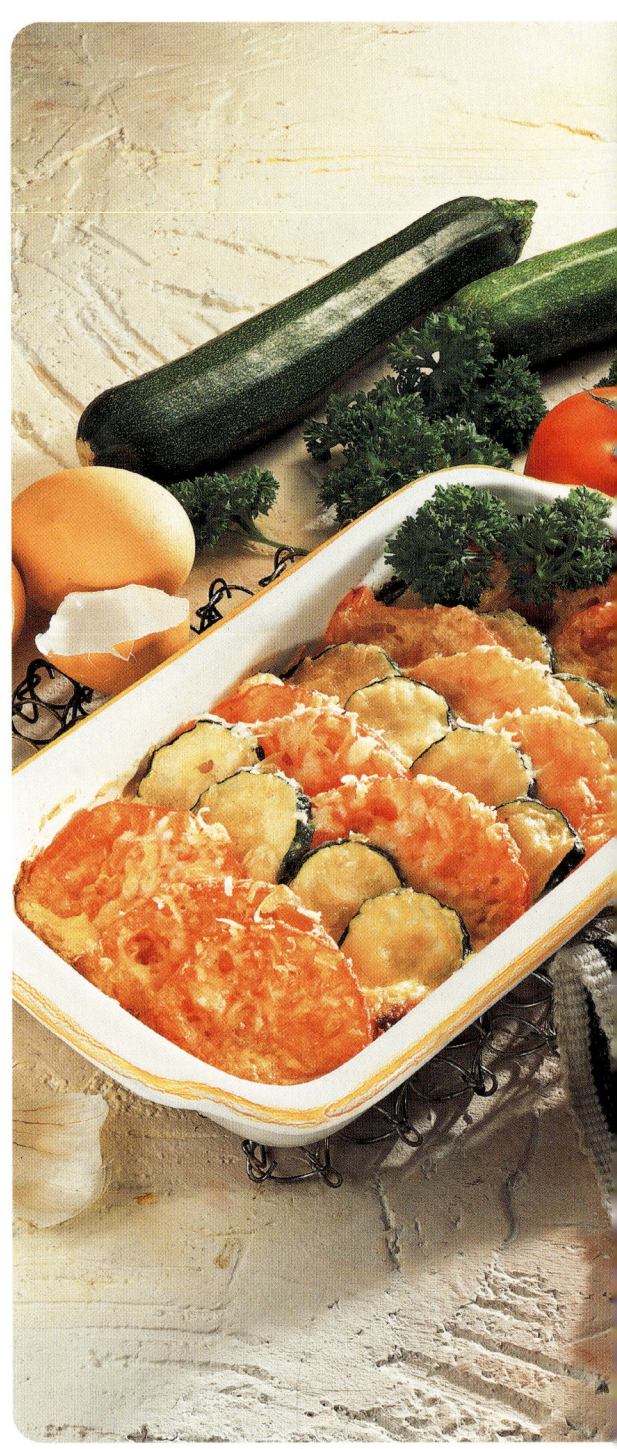

Nudelauflauf mit Gemüse

ca. 720 kcal

Zubereitungszeit: ca. 50 Minuten

Zutaten
Für das Gratin
60 g dünne Bandnudeln (Tagliatelle)
½ TL Meersalz
1 mittelgroße Zwiebel
1 rote Paprikaschote
70 g Champignons
2 TL Sonnenblumenöl

Für die Sauce
2 EL Sahne
80 ml Wasser
1 Eigelb
1 TL Gemüsebrühe
1 TL Oregano
1 Msp. Cayennepfeffer
40 g Käse (60 % Fett i. Tr.) in dünnen
  Scheiben

- Die Nudeln nach Packungsanweisung bissfest garen.
- Die Zwiebel fein hacken. Die Paprikaschote in schmale Streifen, die Pilze in Scheiben schneiden.
- Das Öl in einer Pfanne erhitzen und die Zwiebelwürfel sowie Paprika und Pilze darin anbraten.

- Die Nudeln hinzufügen und alles bei mittlerer Hitze 3 bis 5 Minuten schmoren lassen. Den Backofen auf 200 °C vorheizen.
- Die Sahne mit 80 ml Wasser und dem Eigelb verquirlen. Die Sauce mit Brühe, Oregano und Cayennepfeffer abschmecken.
- Die Nudeln in eine Auflaufform geben und die Sahnesauce darüber gießen. Den Käse in kleine Streifen schneiden und darauf legen. Das Gratin auf der mittleren Schiene 15 bis 20 Minuten überbacken.

Dazu passt ein neutraler Salat.

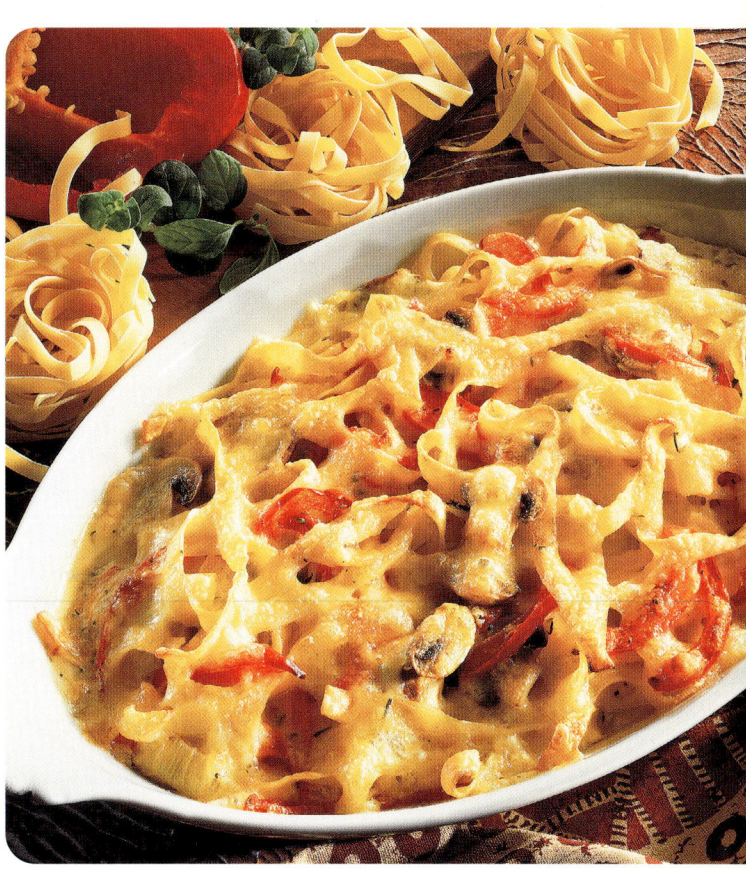

Spaghetti mit feuriger Paprikasauce

ca. 570 kcal

Zubereitungszeit: ca. 30 Minuten

Zutaten
Für die Sauce
1 Zwiebel
1 Knoblauchzehe
1 EL Olivenöl
1 kleine rote Paprikaschote

Für die Spaghetti
60 g Spaghetti
Meersalz
½ TL Kräutersalz
¼ TL Cayennepfeffer
1 TL Paprikapulver, edelsüß
1 TL Gemüsebrühe
8 schwarze Oliven
50 g Schafskäse
3 Kirschtomaten
6 Basilikumblättchen

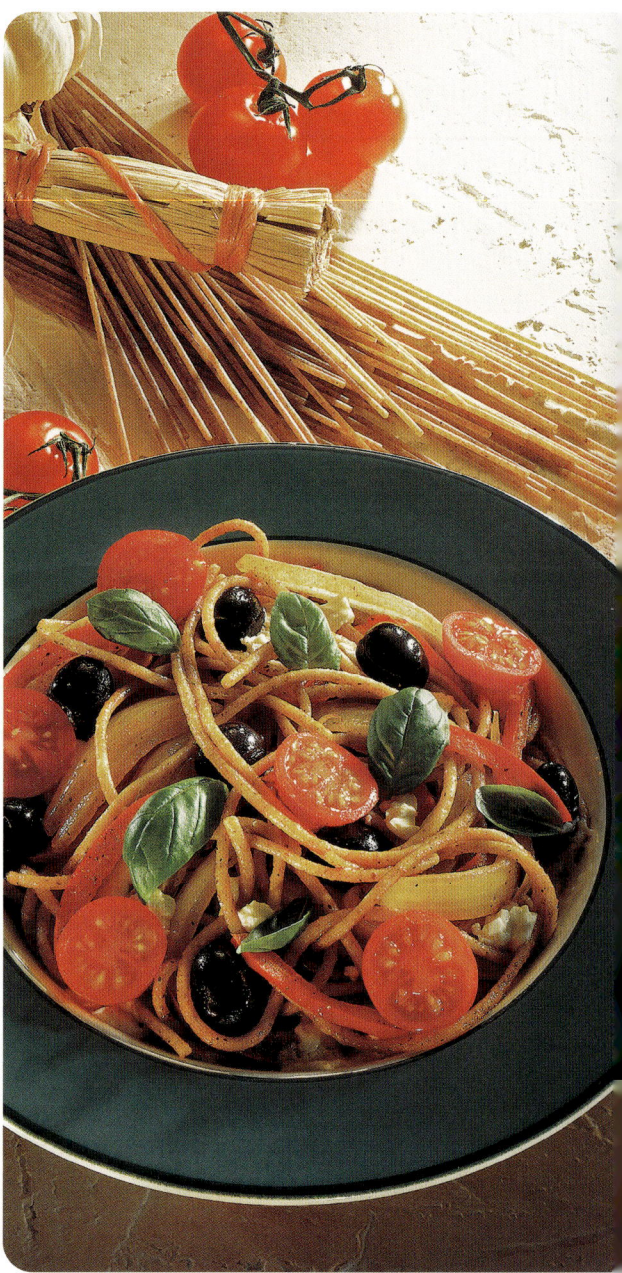

- Die Zwiebel in dünne Spalten schneiden. Den Knoblauch zerdrücken. Beides in Olivenöl glasig dünsten.
- Die Paprikaschote in sehr feine Streifen schneiden, zu der Zwiebel geben und alles 5 Minuten schmoren lassen.
- Die Nudeln nach Packungsanweisung bissfest garen und in die Paprika-Pfanne geben. Das Ganze mit Kräutersalz, Cayennepfeffer, Paprikapulver und Brühe würzen.
- Oliven und Schafskäse darunter rühren. Die Tomaten halbieren. Die Nudeln mit Tomaten und Basilikum servieren.

Gemüsetopf mit Käsenockerln

ca. 880 kcal

Zubereitungszeit: ca. 30 Minuten

Zutaten
Für den Gemüsetopf
1 großes Bund Suppengrün
1 kleiner Kohlrabi
1 TL Butter
400 ml Gemüsebrühe

Für die Käsenockerln
⅛ l Gemüsebrühe
75 g Vollkorngrieß
50 g kräftiger Camembert (60 % Fett i. Tr.)
1 Eigelb
½ TL Meersalz
3 EL gehackte Petersilie

- Suppengrün und Kohlrabi in kleine Würfel schneiden und in der Butter leicht anbraten. Die Brühe unter Rühren dazugießen, den Topf schließen und das Ganze 15 Minuten köcheln lassen.
- Für die Nockerln die Brühe aufkochen. Den Grieß unter Rühren hineinrieseln lassen und bei geringer Hitzezufuhr und unter ständigem Rühren so lange ausquellen lassen, bis die Grießmasse fest und formbar ist (etwa 5 Minuten).
- Den Käse mit der Gabel zerdrücken und ihn mit dem Eigelb unter die Grießmasse geben.

- Leicht gesalzenes Wasser zum Sieden bringen. Mit 2 Teelöffeln von der Grießmasse kleine Klößchen abstechen und im siedenden Wasser gar ziehen lassen, bis sie an der Oberfläche schwimmen (etwa 10 Minuten).
- Die Nockerln in den Gemüsetopf geben und das Gericht mit Petersilie servieren.

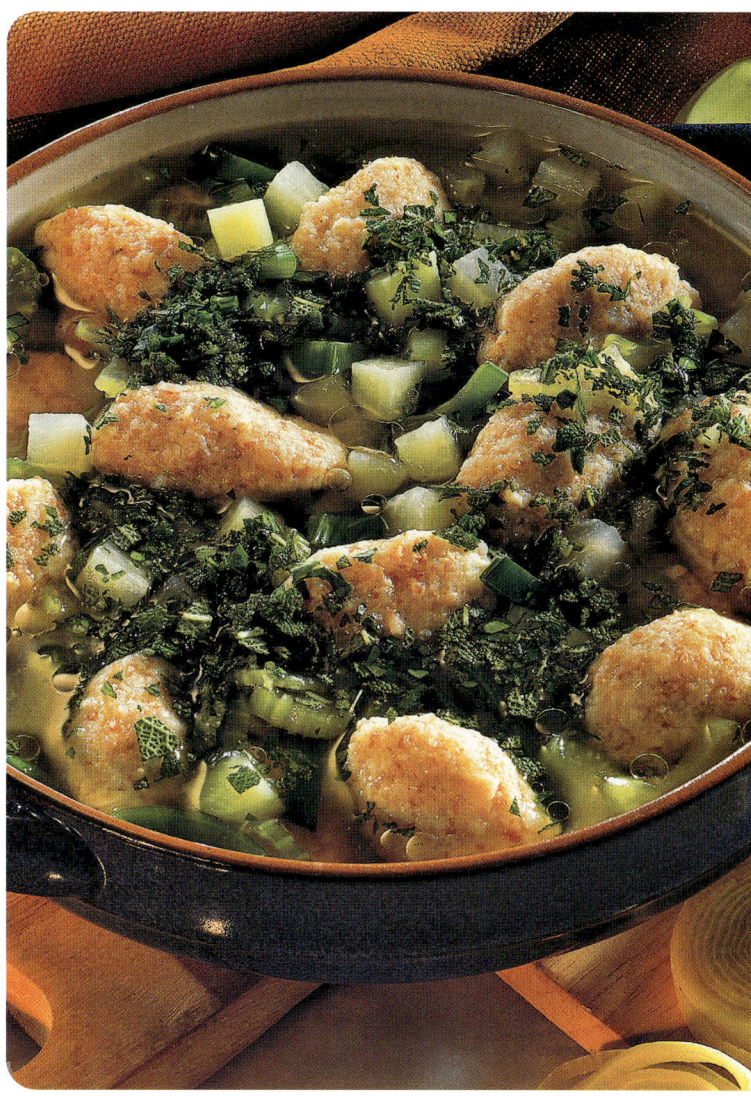

Gemüselasagne

ca. 630 kcal

Zubereitungszeit: ca. 45 Minuten

Zutaten
Für die Gemüsefüllung

1 mittelgroße Zwiebel
1 Zucchini
70 g Champignons
1 rote Paprikaschote
1 ½ TL Olivenöl
1 TL Kräutersalz
1 TL Gemüsebrühe
1 TL Oregano
1 Knoblauchzehe

Für die Sauce

50 g Sahne
125 ml Wasser
1 Eigelb
50 g Käse (60 % Fett i. Tr.)
½ TL Muskatpulver
1 Msp. Cayennepfeffer
½ TL Kräutersalz
½ TL Majoran

Außerdem

4 Lasagneblätter

- Die Zwiebel in dünne Ringe, Zucchini und Pilze in dünne Scheiben schneiden, Paprikaschote fein würfeln.
- Das Gemüse in Olivenöl andünsten und mit Kräutersalz, Gemüsebrühe und Oregano abschmecken. Die Knoblauchzehe durch die Presse dazudrücken. Den Backofen auf 180 °C vorheizen.
- Für die Sauce die Sahne mit 125 ml Wasser mischen und mit dem Eigelb verquirlen. Den Käse in kleine Würfel schneiden und die Hälfte zu der Sahne-Ei-Mischung geben. Mit Muskatnuss, Cayennepfeffer, Kräutersalz und Majoran würzen. Die Sahnesauce zu dem Gemüse geben und alles gut verrühren.
- Nun die Gemüsesauce und die Lasagneblätter im Wechsel in eine Auflaufform einschichten. Die letzte Schicht sollte Gemüsesauce sein. Den restlichen Käse darüber streuen. Lasagne 20 bis 25 Minuten backen.

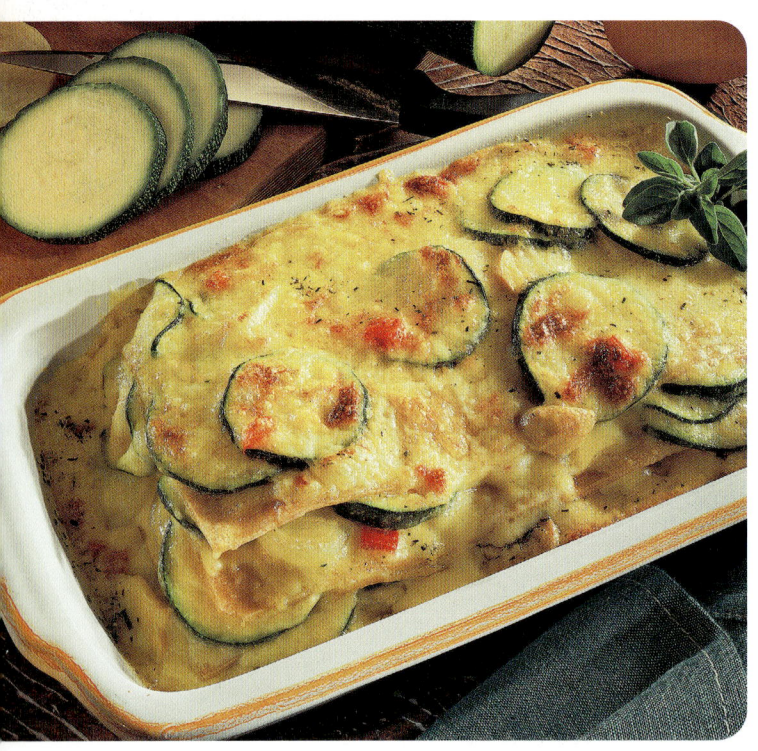

Rindfleisch-Bohnen-Topf

ca. 515 kcal

Zubereitungszeit: ca. 1 ½ Stunden

Zutaten

150 g magerer Rinderbraten
1 große Zwiebel
1 EL ungehärtetes Kokosfett
  (aus dem Reformhaus)
⅛ l Rotwein
250 g grüne Bohnen
3 Tomaten
1 Knoblauchzehe
1 TL Gemüsebrühe
½ TL Kräutersalz
½ TL getrockneter Oregano
½ TL getrockneter Rosmarin
1 Msp. Cayennepfeffer
1 EL saure Sahne

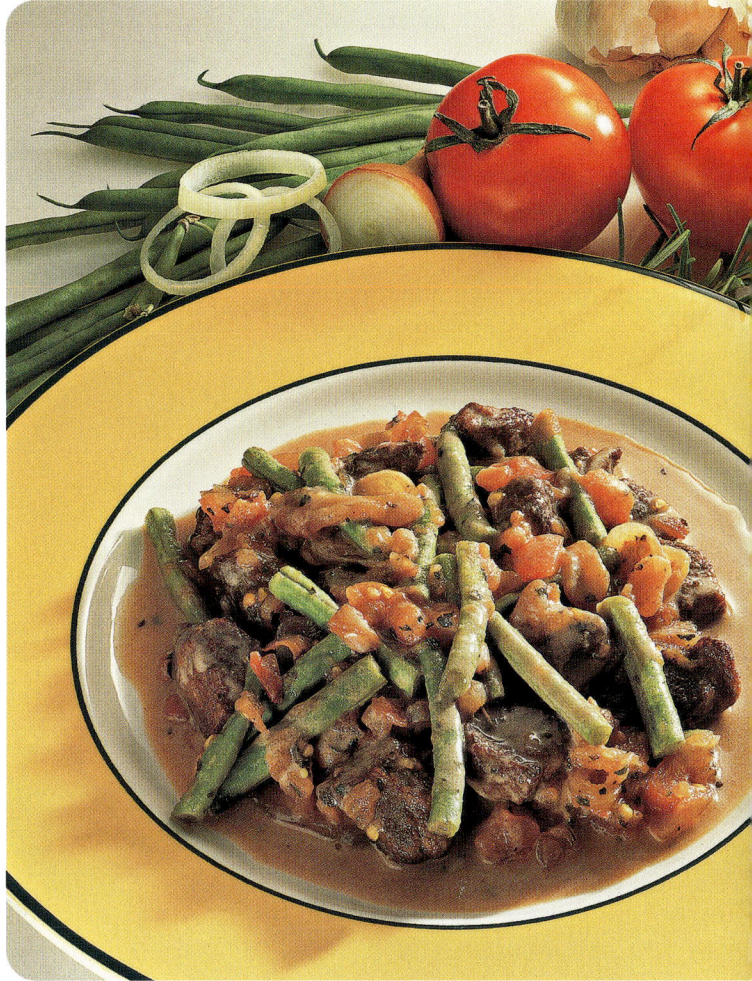

- Das Fleisch kurz waschen, trocken tupfen und in kleine Würfel schneiden. Die Zwiebel in Ringe schneiden.
- Das Kokosfett in einem kleinen Bräter erhitzen und die Fleischwürfel darin rundherum anbraten. Die Zwiebelringe dazugeben und ebenfalls anbraten. Den Rotwein angießen und das Fleisch zugedeckt schmoren lassen.
- Inzwischen die Bohnen in etwa 3 cm lange Stücke schneiden.
- Die Tomaten kreuzweise einritzen, für etwa 15 Sekunden in kochendes Wasser geben, enthäuten und in kleine Würfel schneiden.
- Unter Rühren die Bohnen, Tomatenstücke und die geschälte Knoblauchzehe zum Fleisch geben. Alles mit Brühe, Kräutersalz, Oregano, Rosmarin und Cayennepfeffer abschmecken.
- Zugedeckt etwa 1 Stunde leicht köcheln lassen. Bei Bedarf noch etwas Wasser hinzufügen. Zwischendurch umrühren. Vor dem Servieren die Knoblauchzehe entfernen und mit Sahne verfeinern.

Feine Fischsuppe

ca. 550 kcal

Zubereitungszeit: ca. 30 Minuten

Zutaten

1 Bund Suppengrün
250 g Brokkoli
1 EL Sonnenblumenöl
¼ TL Kurkuma
1 TL Paprikapulver, edelsüß
1 Msp. Cayennepfeffer
400 ml Gemüsebrühe
100 ml trockener Weißwein
200 g Fischfilet
   (z. B. Kabeljau, Seelachs, Dorsch)
1 EL Zitronensaft
1 EL Sahne

- Vom Suppengrün den Lauch in feine Ringe, die Möhre in dünne Scheiben schneiden. Den Sellerie würfeln.
- Den Brokkoli in kleine Röschen teilen und beiseite stellen. Die Stiele der Brokkoliköpfe schälen, der Länge nach vierteln und in Stücke schneiden.
- Das Öl in einem Topf erhitzen und das zerkleinerte Suppengrün und die Brokkoliwürfel unter Rühren anbraten.
- Mit Kurkuma, Paprikapulver und Cayennepfeffer bestäuben. Brühe und Wein dazugießen. Den Topf schließen und alles etwa 5 Minuten dünsten.
- Den Fisch waschen, trocken tupfen, in mundgerechte Stücke schneiden und zusammen mit den Brokkoliröschen zum Gemüse geben. Die Suppe danach etwa 10 Minuten köcheln lassen. Zum Schluss mit Zitronensaft abschmecken und mit Sahne verfeinern.

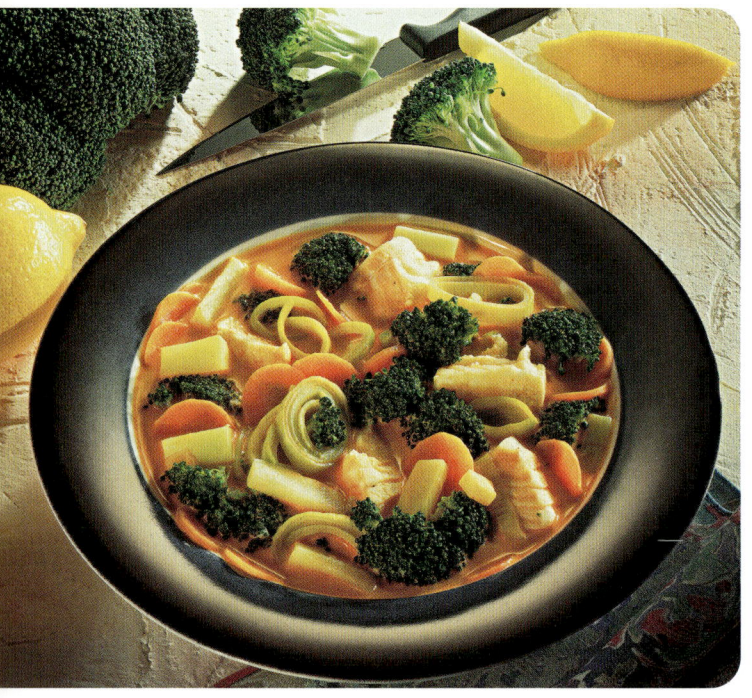

Brokkoli-Geflügel-Suppe

ca. 290 kcal

Zubereitungszeit: ca. 30 Minuten

Zutaten

1 mittelgroße Zwiebel
1 kleine Stange Lauch
1 TL Öl
150 g Hähnchenbrust
1 TL Kümmel
½ TL frisch geriebene Muskatnuss
1 TL gerebelter Liebstöckel
400 ml Gemüsebrühe
200 g Brokkoliröschen
2 EL fein gehackte Petersilie

- Zwiebel und Lauch in feine Ringe schneiden.
- Das Öl in einem Topf erhitzen und die Zwiebel- und Lauchringe darin kurz andünsten.
- Das Hähnchenfleisch abwaschen, trocken tupfen, in Würfel schneiden, zu dem Gemüse geben und unter Rühren leicht anbraten lassen.
- Kümmel, Muskatnuss sowie Liebstöckel hinzufügen und die Brühe dazugießen. Den Topf schließen und alles 5 bis 8 Minuten leicht kochen lassen.
- Die Brokkoliröschen in die Suppe geben und etwa 10 Minuten garen. Die Suppe mit der gehackten Petersilie servieren.

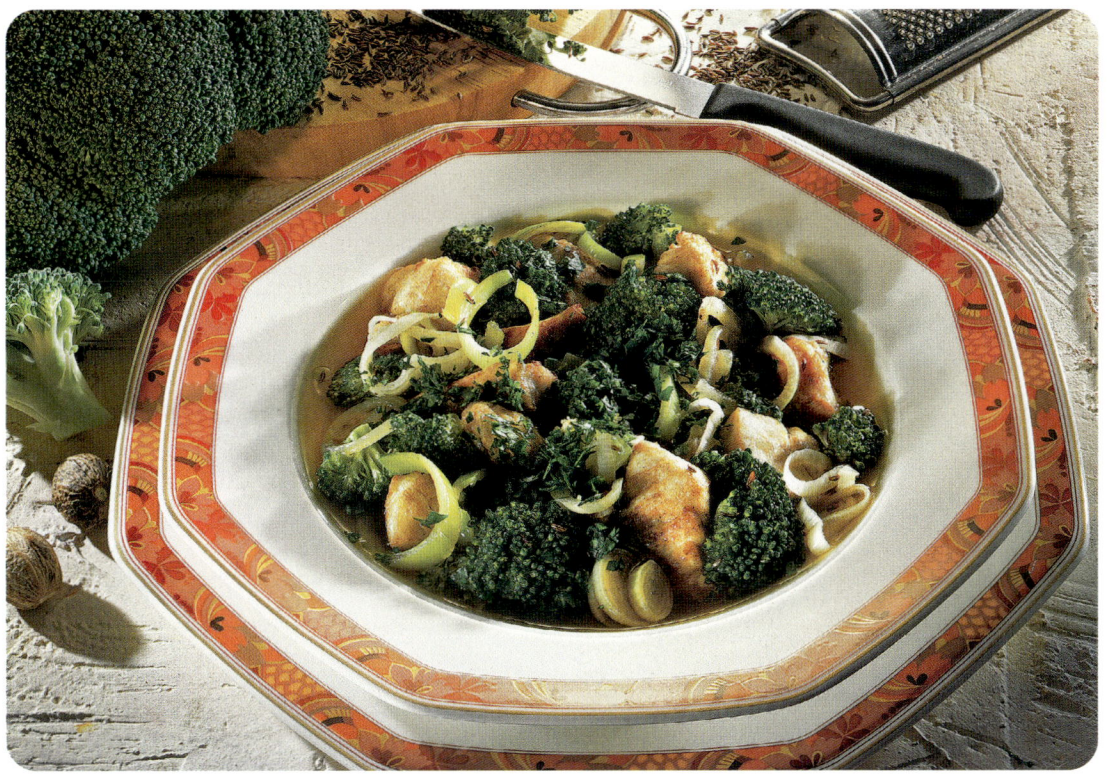

Salat mit Hummerkrabben

ca. 397 kcal

Zubereitungszeit: ca. 30 Minuten

Zutaten
Für den Salat

400 g gemischter frischer Salat und
   verschiedene Gemüsesorten (z. B. Eisbergsalat, Gurken, Karotten, Paprikaschoten,
   Champignons, Tomaten, Zwiebeln)

Für die Sauce

150 g Joghurt
½ TL Kräutersalz

1 Knoblauchzehe
3 EL gehackte Kräuter
   (z. B. Petersilie)
4 Hummerkrabbenschwänze
   (in Knoblauch eingelegt)
2 Stängel Petersilie

- Den Salat und das Gemüse klein schneiden und in einer Schüssel mischen.
- Den Joghurt mit dem Schneebesen cremig rühren und mit Kräutersalz leicht würzen. Die Knoblauchzehe durch eine Presse dazudrücken.
- Die Kräuter zur Sauce geben und diese auf dem Salat verteilen. Den Salat mit Hummerkrabben und Petersilie garnieren.

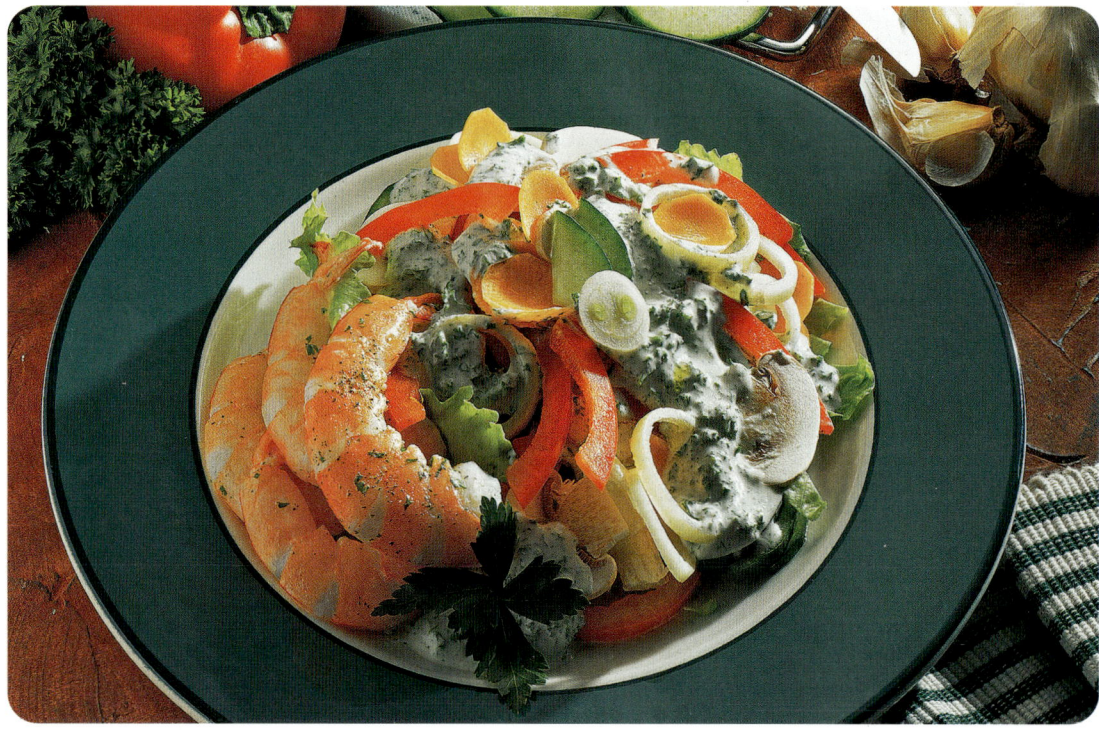

Matjesfilet mit grünen Bohnen

ca. 660 kcal

Zubereitungszeit: ca. 30 Minuten

Zutaten

Für das Bohnengemüse

250 g grüne Bohnen
150 g Kartoffeln
1 TL Butter
1 Stängel Bohnenkraut
200 ml Gemüsebrühe

Außerdem

2 kleine Matjesfilets
1 kleine Zwiebel
2 EL saure Sahne
1 EL gehackte Petersilie

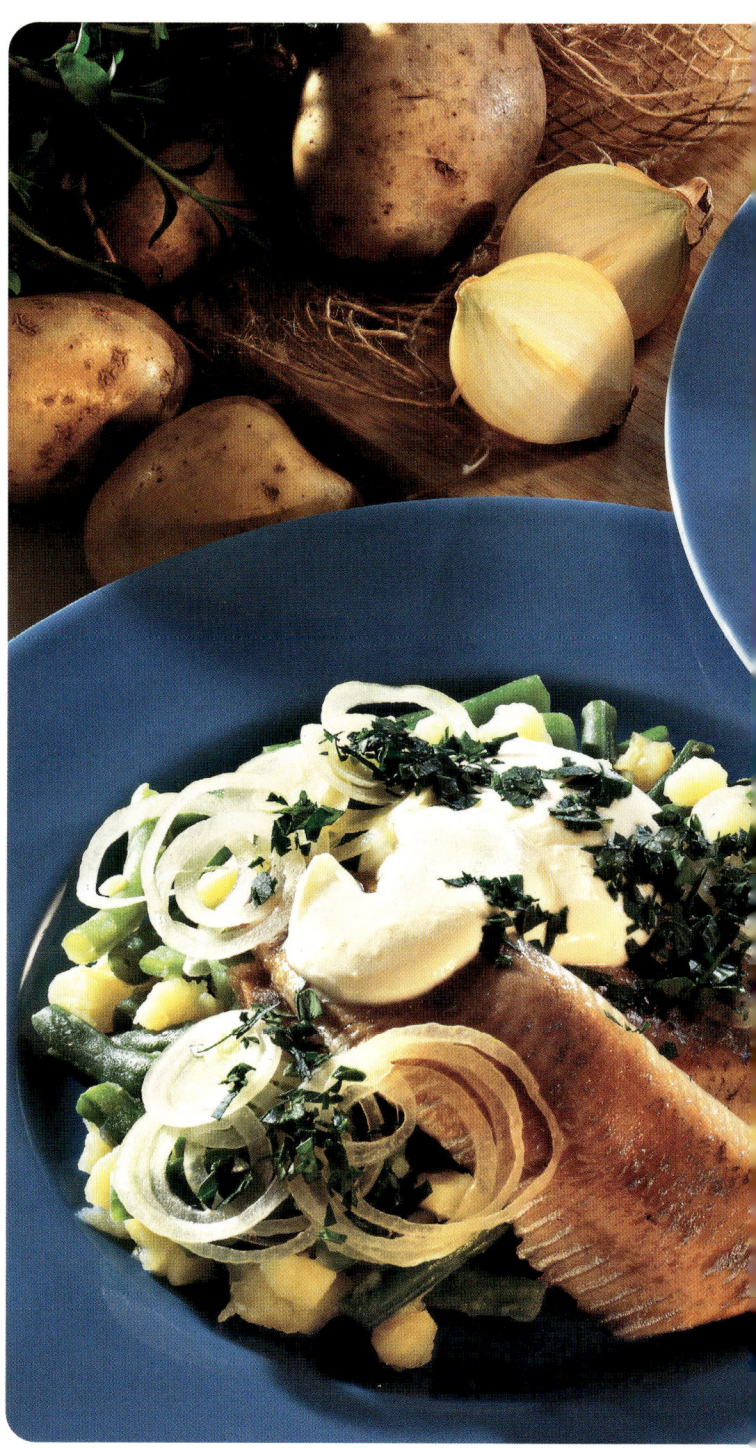

- Die Bohnen in etwa 3 cm lange Stücke schneiden. Die Kartoffeln klein würfeln.
- Die Butter in einem Topf schmelzen und die Bohnen unter Rühren leicht anschmoren lassen. Die Kartoffelwürfel hinzufügen und das Bohnenkraut und die Brühe hineinrühren. Im geschlossenen Topf etwa 12 Minuten köcheln lassen, dabei gelegentlich umrühren.
- Die Matjesfilets kurz mit kaltem Wasser abspülen und trocken tupfen. Die Zwiebel in dünne Ringe schneiden.
- Das Bohnengemüse auf einem Teller anrichten und mit saurer Sahne, Petersilie und Zwiebelringen garnieren.

Gurkenreis mit Lachsstreifen

ca. 590 kcal

Zubereitungszeit: ca. 30 Minuten

Zutaten

50 g roher Naturreis

1 Zwiebel

1 TL Butter

1 Schmorgurke

1 ½ TL Gemüsebrühe

2 EL Sahne

½ Bund Dill

40 g Räucherlachs in Streifen geschnitten

- Den Reis nach Packungsanweisung garen.
- Die Zwiebel hacken und in der Butter dünsten. Die Gurke in dünne Scheiben schneiden und zu den Zwiebeln geben.
- Alles mit der Gemüsebrühe würzen und etwa 10 Minuten schmoren lassen. Den Reis hinzufügen und die Sahne unterrühren. Den fein gehackten Dill darüber streuen und mit Lachsstreifen garnieren.

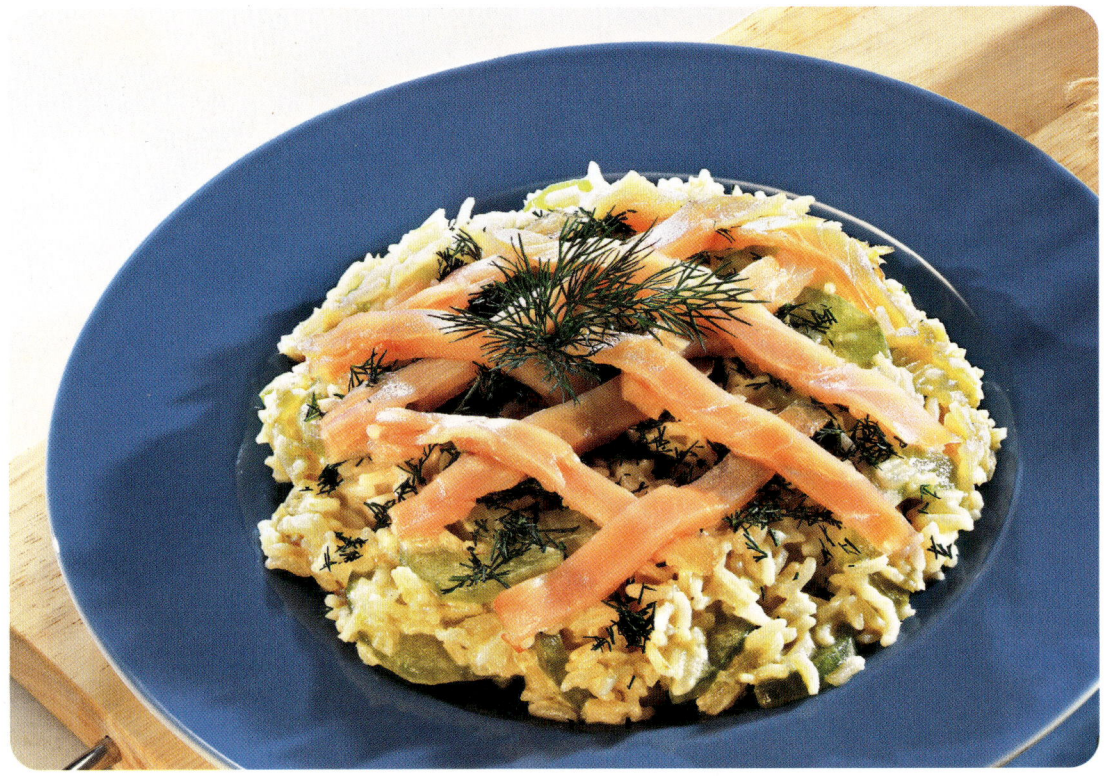

Blumenkohl mit weißer Sauce

ca. 450 kcal

Zubereitungszeit: ca. 30 Minuten

Zutaten
1 kleiner Blumenkohl
Meersalz
1 ½ EL Butter
1 ½ EL Weizenmehl
150 ml Blumenkohlwasser
1 TL Gemüsebrühe
¼ TL Muskatnuss
3 EL Sahne
1 Eigelb
2 EL gehackte Petersilie

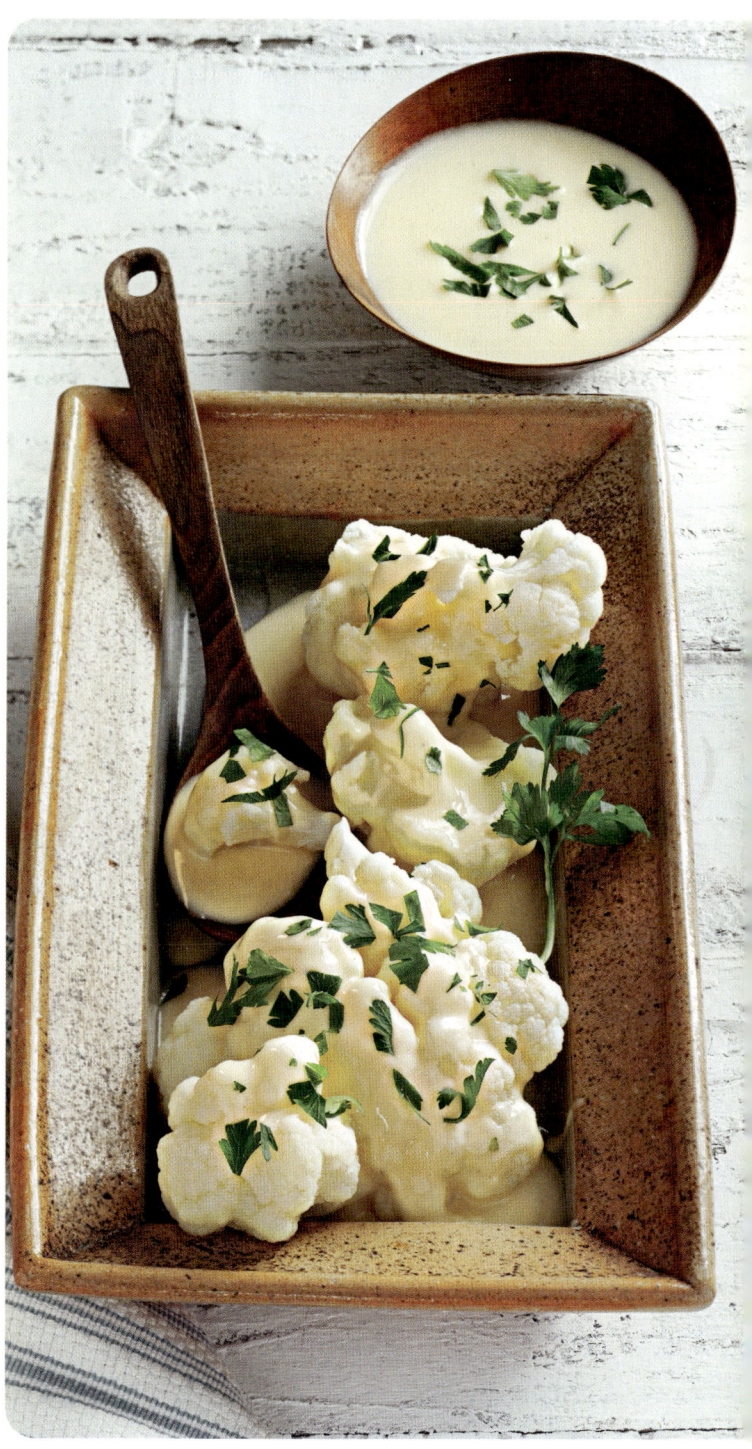

- Den Blumenkohl in kleine Röschen teilen und in wenig kochendem, leicht gesalzenem Wasser etwa 18 Minuten garen, warm stellen.
- Für die Sauce die Butter in einem kleinen Topf schmelzen lassen, das Mehl darin hell anschwitzen und unter Rühren das Gemüsewasser angießen.
- Die Sauce langsam und unter ständigem Rühren zum Kochen bringen und so lange köcheln lassen, bis sie gebunden ist. Mit Brühe und Muskatnuss würzen. Sahne und Eigelb miteinander verquirlen und vorsichtig unter die vom Herd genommene Sauce ziehen.
- Die Blumenkohlröschen zur Sauce geben und mit Petersilie bestreuen.

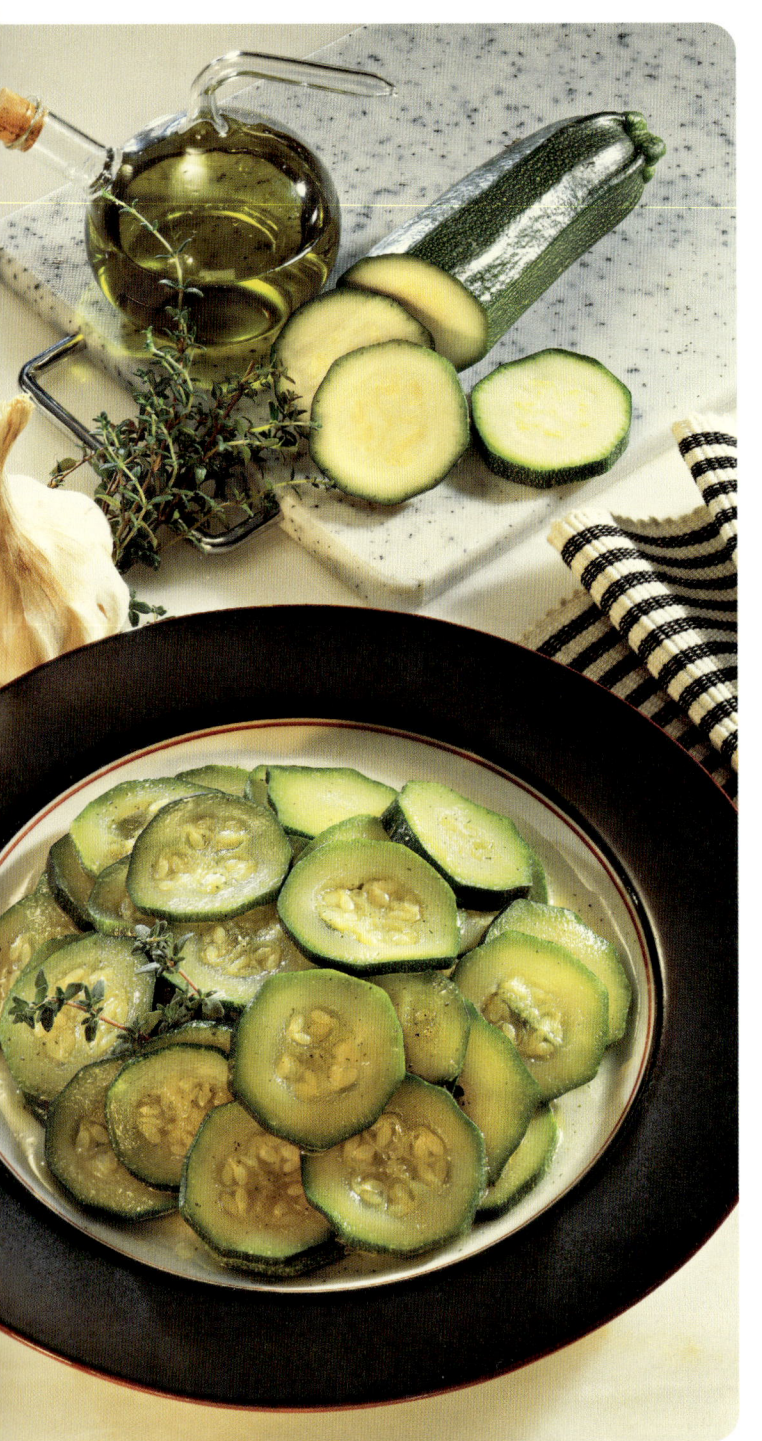

Lauwarmes Zucchini-Gemüse

270 kcal

Zubereitungszeit: ca. 10 Minuten

Zutaten
Für das Gemüse
2 kleine Zucchini
Meersalz
2 Stängel frischer Thymian

Für die Marinade
1 EL Obstessig oder Balsamico
2 EL Olivenöl
½ TL Kräutersalz
5 EL Wasser
1 Knoblauchzehe

- Die Zucchini in Scheiben schneiden und in kochendem Salzwasser 2 bis 3 Minuten dünsten, mit einer Schöpfkelle herausnehmen und leicht abkühlen lassen.
- Aus Essig, Öl und Kräutersalz eine Marinade rühren und diese mit 5 EL Wasser verdünnen. Die Knoblauchzehe durch eine Presse dazudrücken.
- Die Zucchinischeiben in die Marinade geben und mit dem abgezupften Thymian garnieren.

Gurken-Paprika-Topf

ca. 310 kcal

Zubereitungszeit: ca. 25 Minuten

Zutaten

1 kleine Schmorgurke (300 g)

1 rote Paprikaschote

1 Zwiebel

1 ½ TL Sonnenblumenöl

80 ml Gemüsebrühe

2 EL Sahne

2 EL gehackter Dill

- Gurke und Paprikaschote in Würfel, Zwiebel in Spalten schneiden.
- Paprikawürfel und Zwiebelspalten im Öl andünsten, die Gurkenwürfel hinzufügen. Die Brühe angießen und alles zugedeckt etwa 15 Minuten garen.
- Zuletzt die Sahne unter das Gemüse rühren und den Dill darüber streuen.

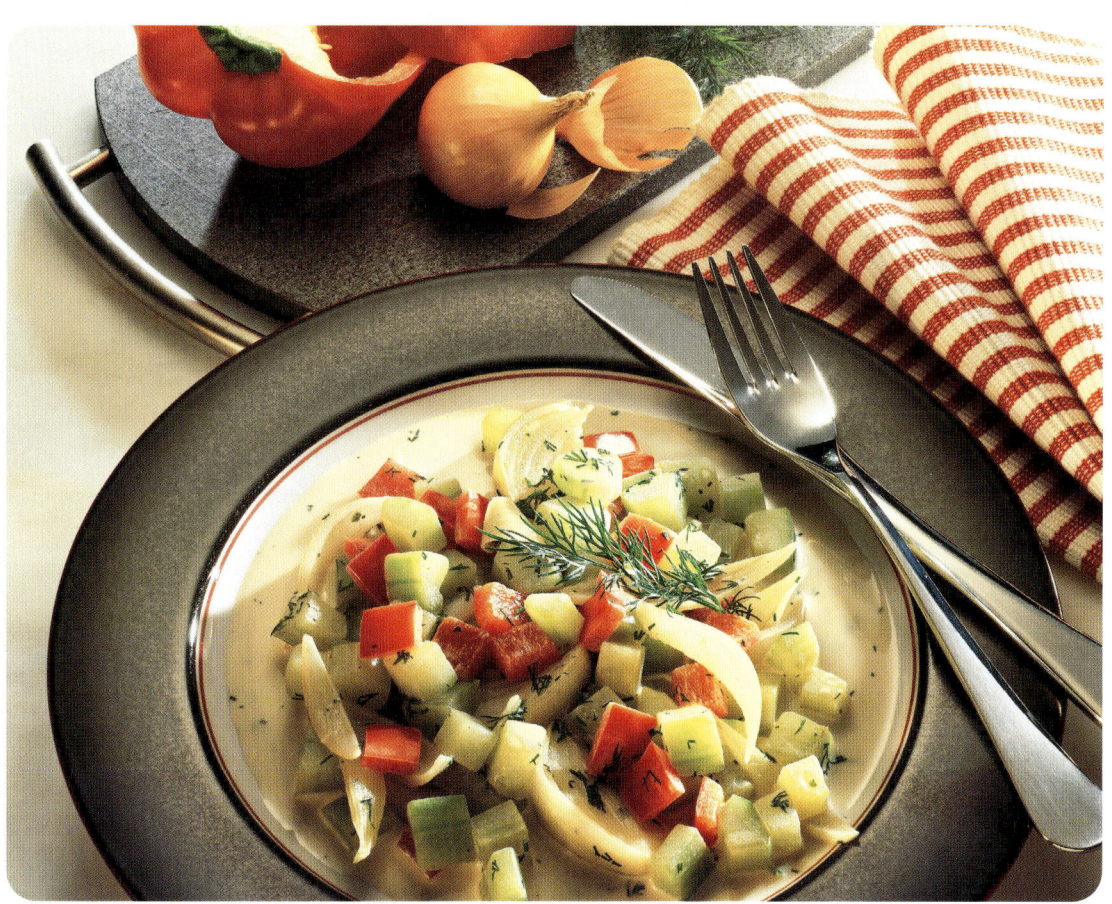

Italienisches Pfannengemüse

ca. 340 kcal

Zubereitungszeit: ca. 30 Minuten

Zutaten

3 – 4 Tomaten
2 Stangen Staudensellerie
1 Zucchini
50 g Champignons
1 EL Olivenöl
1 Knoblauchzehe
1 TL Gemüsebrühe
1 TL Oregano
1 TL Rosmarin
1 TL Thymian
2 EL Sahne
3 Kirschtomaten

- Die Tomaten fein pürieren. Den Staudensellerie in etwa 2 cm lange Stücke schneiden, Zucchini und Pilze in dünne Scheiben schneiden.
- Das Öl in einer Pfanne erhitzen und die Selleriestücke, Zucchinischeiben und Pilze etwa 5 Minuten darin unter Rühren kräftig anbraten. Die Knoblauchzehe durch eine Presse dazudrücken.
- Das Tomatenpüree hinzufügen und mit Brühe, Oregano, Rosmarin und Thymian würzen. Das Gemüse weitere 8 bis 10 Minuten dünsten lassen. Zum Schluss mit Sahne verfeinern und mit den Kirschtomaten garnieren.

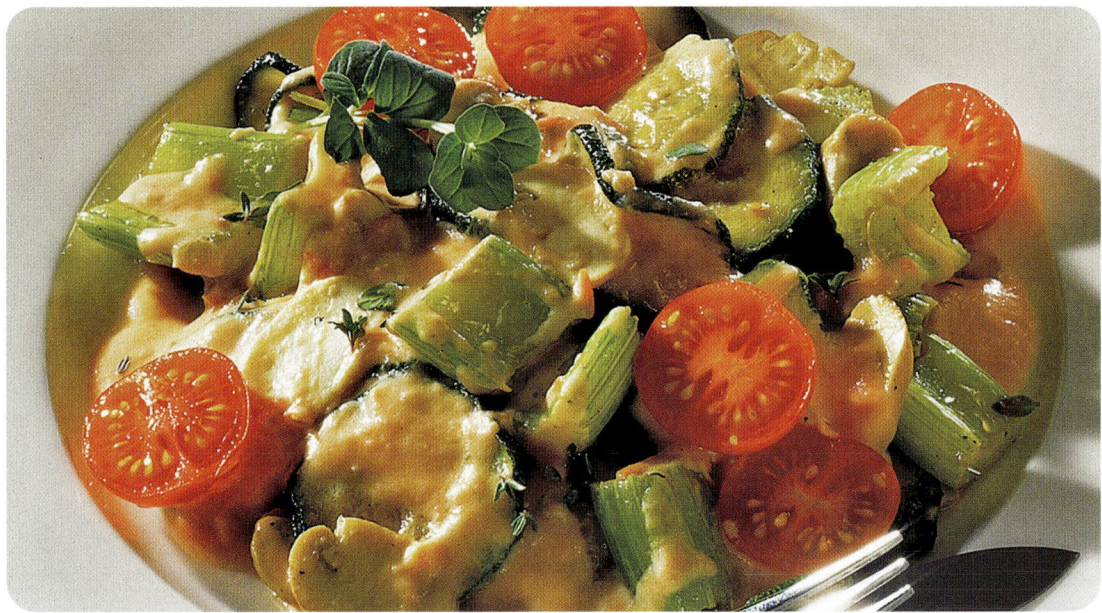

Butterfenchel

ca. 370 kcal

Zubereitungszeit: ca. 20 Minuten

Zutaten
1 Fenchelknolle
2 TL Butter
⅛ l trockener Weißwein
1 TL Gemüsebrühe
1 EL Sahne

- Den Fenchel in dünne Streifen schneiden.
- Das Fenchelgrün hacken und beiseite stellen.
- Die Butter in einer Pfanne schmelzen lassen und das Gemüse unter Rühren anschmoren.
- Den Wein dazugießen, mit der Brühe würzen und alles zugedeckt, bei nicht zu starker Hitze, 8 bis 10 Minuten garen lassen. Nach Belieben mit Sahne verfeinern und mit Fenchelgrün bestreuen.

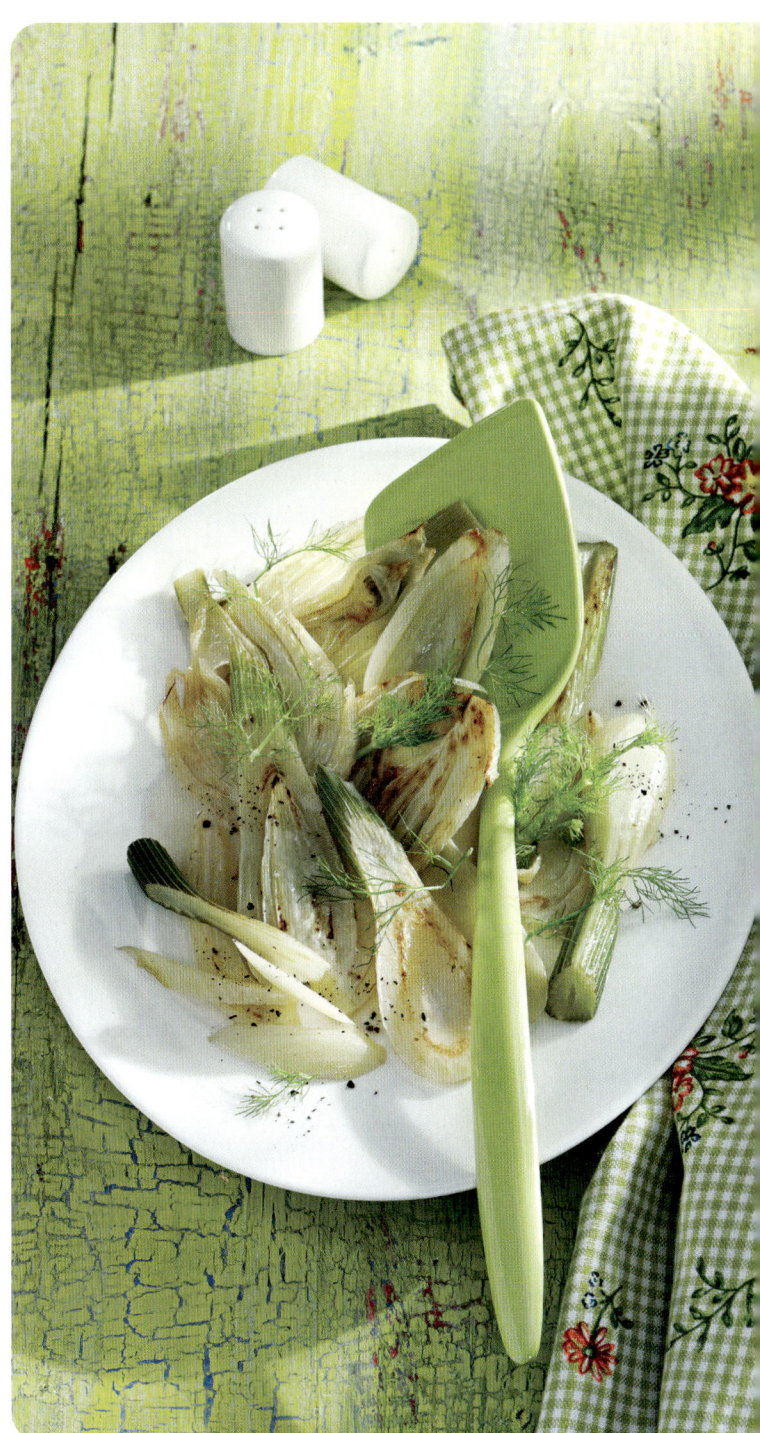

Mediterranes Bohnengemüse

ca. 300 kcal

Zubereitungszeit: ca. 30 Minuten

Zutaten
250 g grüne Bohnen
Meersalz
1 Zweig Bohnenkraut
1 mittelgroße Zwiebel
1 rote Paprikaschote
3 vollreife Tomaten
2 TL Butter
1 TL Gemüsebrühe
1 TL getrockneter Thymian
1 EL Crème fraîche

- Die Bohnen in wenig leicht gesalzenem Wasser bei mäßiger Hitze bissfest garen und mit dem Bohnenkraut würzen.
- Die Zwiebel in Spalten, die Paprikaschote in schmale Streifen schneiden.
- Die Tomaten kreuzweise einritzen, kurz in kochendem Wasser überbrühen, enthäuten und in kleine Würfel schneiden.
- Die Butter in einer Pfanne schmelzen lassen und die Zwiebelspalten und Paprikastreifen darin anbraten. Die Tomatenwürfel hinzufügen, kurz andünsten und alles mit Brühe und Thymian würzen.
- Die Bohnen abgießen und zum Gemüse geben. Abschließend das Ganze mit Crème fraîche verfeinern.

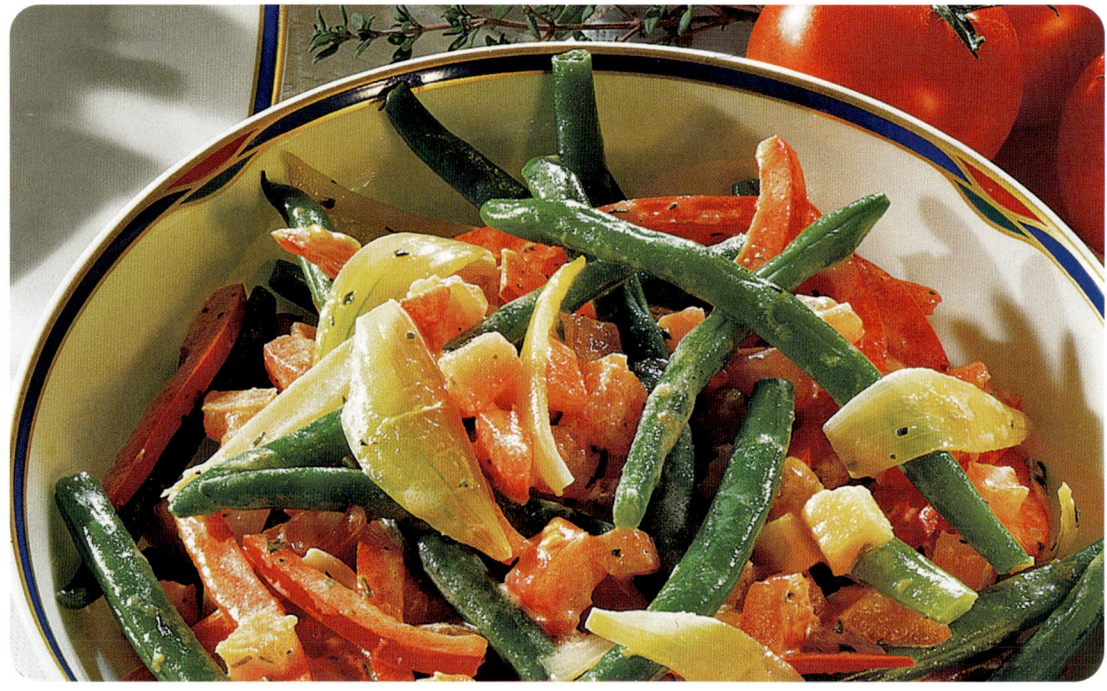

Spinat mit Käsesauce

ca. 420 kcal

Zubereitungszeit: ca. 30 Minuten

Zutaten
Für den Spinat
300 g Blattspinat
1 Zwiebel
1 Knoblauchzehe
1 EL Sonnenblumenöl
1 TL Paprikapulver, edelsüß

Für die Sauce
50 g Schafskäse in Lake eingelegt
150 g Joghurt

- Den Spinat waschen. Die Zwiebel und den Knoblauch würfeln.
- Das Öl in einem Topf nicht zu stark erhitzen und die Zwiebelwürfel und den Knoblauch darin glasig dünsten. Den gut abgetropften Spinat hinzufügen und unter Rühren zusammenfallen lassen.
- Den Schafskäse mit der Gabel fein zerdrücken und zusammen mit dem Joghurt cremig verrühren.
- Den Spinat auf einen Teller geben und die Käsesauce darüber gießen. Zum Schluss das Gericht mit Paprikapulver bestreuen.

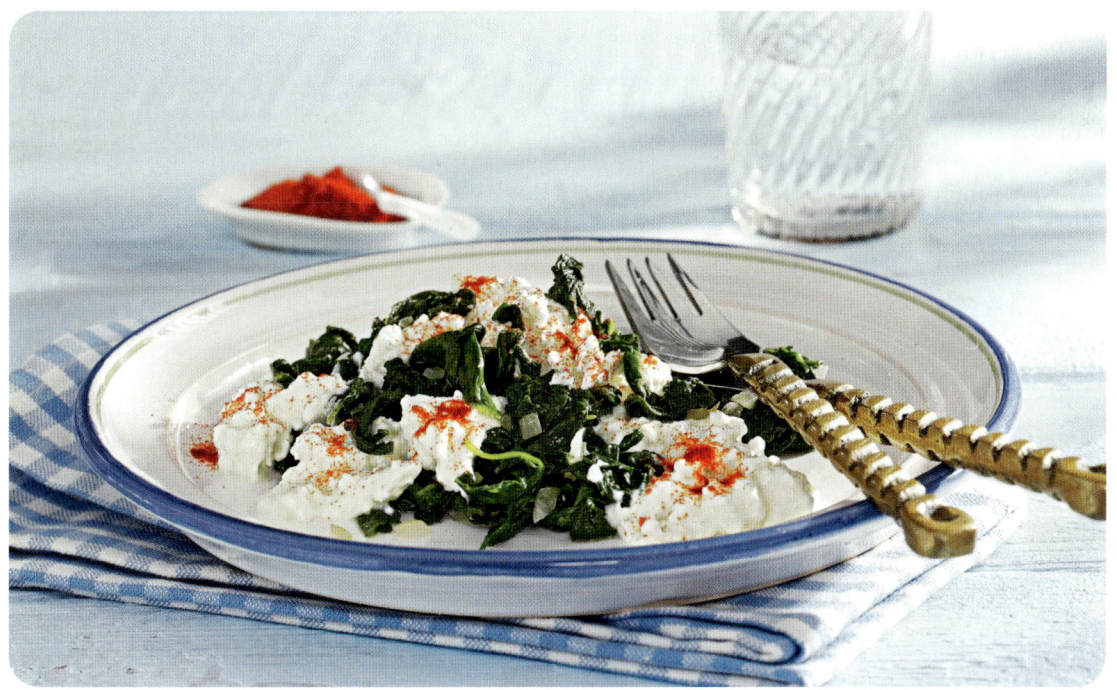

Nudeln mit heller Tomatensauce

ca. 150 kcal

Zubereitungszeit: ca. 15 Minuten

Zutaten
80 g Nudeln
2 – 3 Tomaten
2 Zweige Basilikum
1 TL Oregano
einige Tropfen Tabasco
1 TL Kräutersalz
50 g saure Sahne
150 g Buttermilch
1 EL fein gehacktes Basilikum

- Die Nudeln nach Packungsanweisung bissfest garen. Die Tomaten kreuzweise einritzen, kurz in kochendem Wasser überbrühen, enthäuten und in kleine Würfel schneiden.
- Das Basilikum sehr fein hacken. Zusammen mit Oregano, Tabasco und Kräutersalz unter die Tomatenwürfel mischen.
- Saure Sahne mit Buttermilch cremig verrühren und die Tomatenwürfel unterrühren. Das Nudelgericht mit Basilikum servieren.

Pellkartoffeln mit Kräuterjoghurt

ca. 200 kcal

Zubereitungszeit: ca. 25 Minuten

Zutaten
200 g Pellkartoffeln
150 g Joghurt
50 g saure Sahne
1 TL Kräutersalz
1 Bund Salatkräuter
1 – 2 Knoblauchzehen

- Die Kartoffeln mit Schale ca. 20 bis 30 Minuten in Salzwasser kochen lassen.
- Die Kräuter fein hacken. Den Joghurt mit saurer Sahne cremig verrühren und mit Kräutersalz würzen und mit den Kräutern verrühren.
- Die Knoblauchzehen durch die Presse dazudrücken.

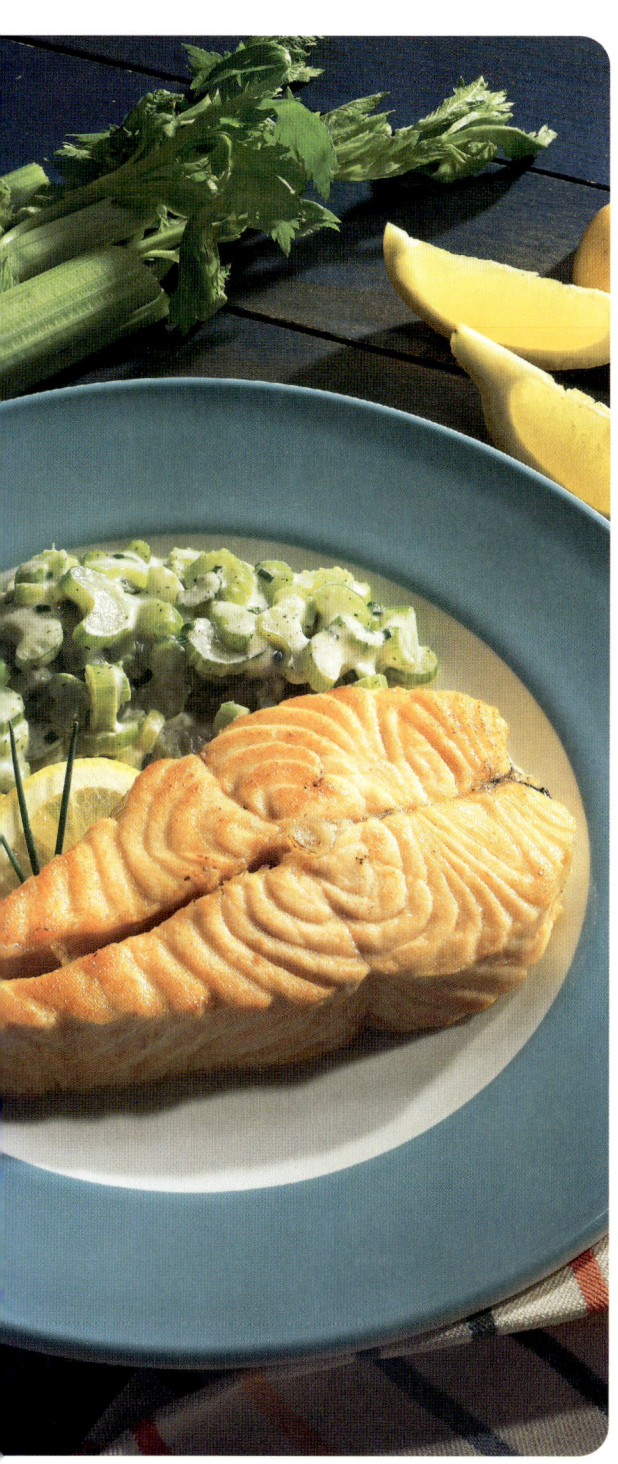

Lachskotelett mit Sellerie-Schnittlauch-Gemüse

ca. 460 kcal

Zubereitungszeit: ca. 25 Minuten

Zutaten
3 Stangen Staudensellerie
1 Lachskotelett
1 EL Zitronensaft
Meersalz
1 Bund Schnittlauch
1 EL Butter
50 ml Sahne
½ TL Kräutersalz

- Staudensellerie in dünne Scheiben schneiden. Das Lachskotelett waschen, trocken tupfen, mit Zitronensaft beträufeln und leicht salzen. Den Schnittlauch in Röllchen schneiden.
- Die Butter in einer Pfanne zerlassen und den Fisch darin bei mittlerer Hitze 12 bis 15 Minuten unter Wenden braten. Gleichzeitig den Sellerie in sehr wenig Wasser etwa 10 Minuten dünsten.
- Das Selleriewasser abgießen. Die Sahne zum Gemüse geben und unterrühren. Den Schnittlauch hinzufügen und das Ganze mit Kräutersalz würzen. Den Fisch mit dem Gemüse servieren.

Olivenschnitzel mit Champignon-Kresse-Salat

ca. 440 kcal

Zubereitungszeit: ca. 30 Minuten

Zutaten
Für das Schnitzel

5 schwarze Oliven
1 TL gehackter Rosmarin
1 Putenschnitzel
1 EL Olivenöl
1 EL Sahne
2 EL Wasser

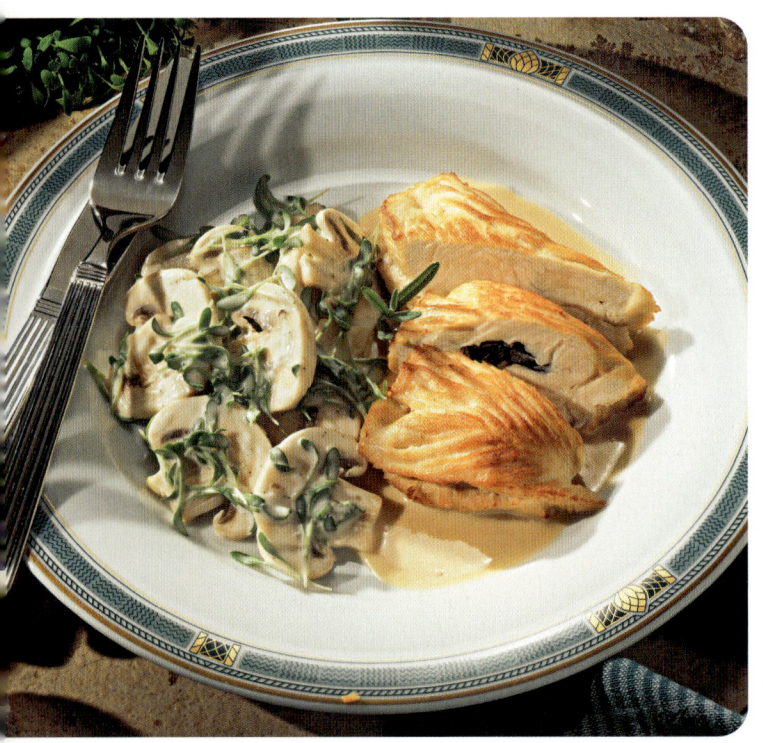

Für die Sauce

150 g Champignons
½ Kästchen Kresse
1 EL Zitronensaft
1 EL Wasser
etwas Kräutersalz
2 EL Distelöl

- Die Oliven fein hacken, mit Rosmarin mischen. Schnitzel waschen und trocken tupfen. Die gehackten Oliven auf das Schnitzel geben und dieses zusammenklappen. Schnitzel mit Holzspießchen zusammenstecken.
- Das Öl in einer Pfanne erhitzen und das Schnitzel auf beiden Seiten darin braun anbraten, dann zugedeckt bei kleiner Hitze etwa 15 Minuten weiter braten.
- Die Champignons in sehr dünne Scheiben schneiden. Die Kresse abschneiden. Zitronensaft mit 1 Esslöffel Wasser und Kräutersalz verrühren und das Öl darunter schlagen. Die Champignons mit der Sauce und der Kresse mischen.
- Schnitzel aus der Pfanne nehmen und die Sahne sowie 2 Esslöffel Wasser in den Bratfond einrühren. Die Sauce einmal aufkochen lassen. Das Schnitzel zusammen mit der Sauce und dem Salat servieren.

Hirserisotto mit Pinienmöhren

ca. 420 kcal

Zubereitungszeit: ca. 45 Minuten

Zutaten

Für das Risotto

1 Stange Lauch
1 Knoblauchzehe
1 EL Olivenöl
50 g Hirse
200 ml Gemüsebrühe

Für die Pinienmöhren

1 EL Schmand
1 TL Honig
3 EL gehackte Petersilie
1 EL Pinienkerne
1 Bund junge Möhren
½ TL Meersalz

- Den Lauch in feine Streifen schneiden. Den Knoblauch durch die Presse drücken. Die Möhren schaben, dabei etwa 1 cm vom Blattansatz stehen lassen

- Das Öl in einem mittelgroßen Topf erhitzen und die Hirse unter Rühren darin andünsten. Die Gemüsebrühe dazugeben, aufkochen lassen und die Hirse bei kleiner Hitze zugedeckt in etwa 15 Minuten ausquellen lassen.

- Den Schmand mit Honig und Petersilie verrühren. Die Pinienkerne in einer Pfanne ohne Fett unter Rühren goldbraun rösten.

- Lauch und Knoblauch zur Hirse geben und noch 5 Minuten weitergaren.

- Die Möhren in leicht gesalzenem Wasser etwa 5 Minuten bissfest dünsten. Das Wasser abgießen, den Schmand unter die Möhren heben und die Pinienkerne darüber streuen. Die Möhren zum Hirserisotto servieren.

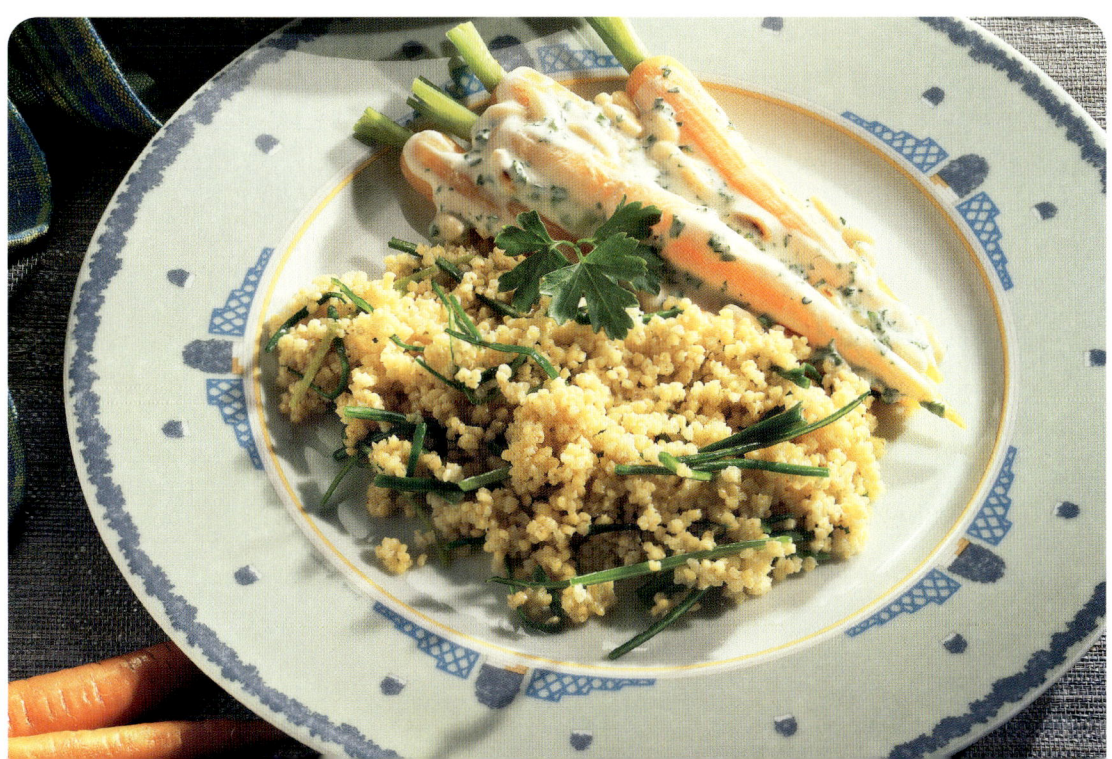

Gerichte zum Mitnehmen

Ei mit Tomatenquark

ca. 270 kcal

Zubereitungszeit: ca. 15 Minuten

Zutaten
2 Tomaten
100 g Quark (20 % Fett i. Tr.)
2 EL saure Sahne
2 EL Schnittlauchröllchen
½ TL Kräutersalz
Paprikapulver, edelsüß
1 hart gekochtes Ei

- Die Tomaten über Kreuz einritzen, kurz überbrühen, abschrecken, enthäuten und in feine Würfel schneiden.
- Die Tomatenwürfel mit Quark, saurer Sahne, 1 Esslöffel Schnittlauchröllchen, Kräutersalz und Paprikapulver verrühren.

Der Tomatenquark ohne Ei ist neutral und eignet sich dann auch als Beilage zu einem Brötchen.

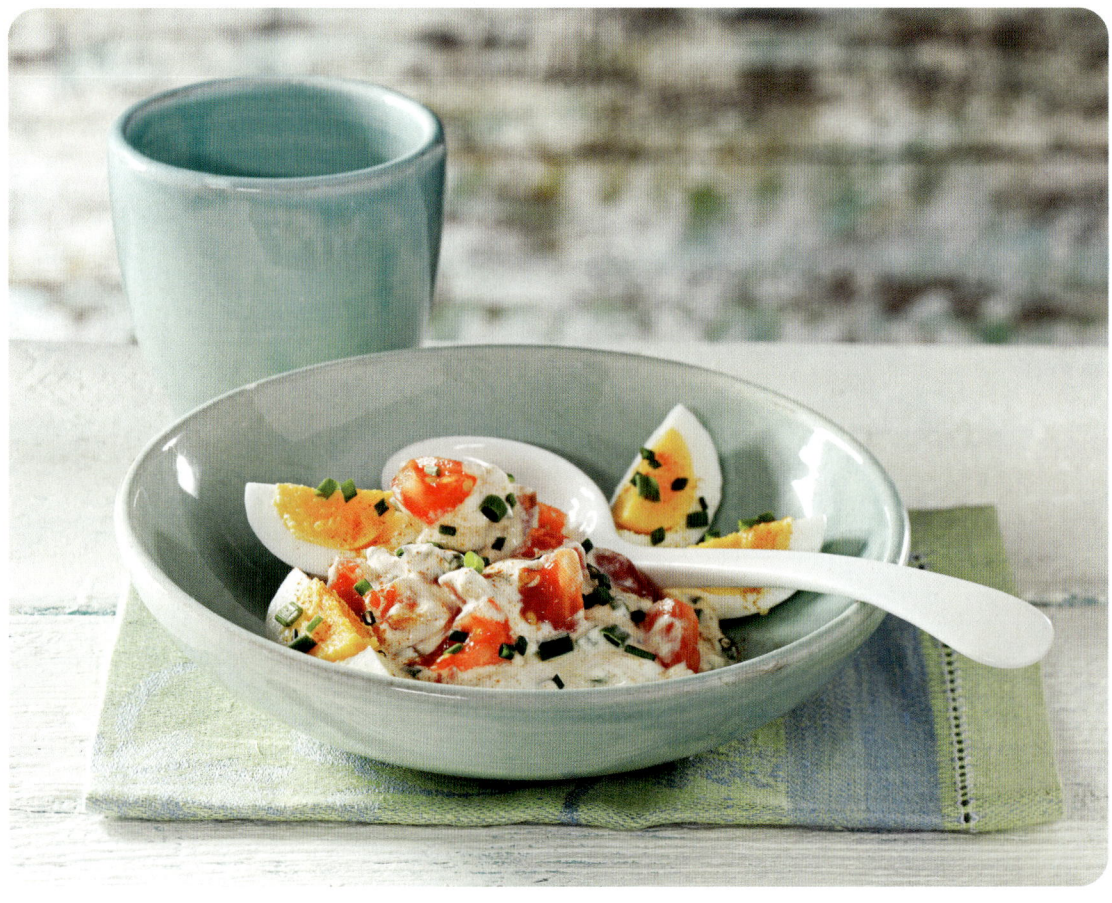

Zucchinirohkost

ca. 190 kcal

Zubereitungszeit: ca. 10 Minuten

Zutaten

1 Zucchini
1 EL Distelöl
50 g Joghurt (3,5 % Fett)
½ TL abgeriebene Schale einer
  unbehandelten Zitrone
1 EL fein geschnittner Dill
¼ TL Kräutersalz

- Das Öl mit Joghurt, Zitronenschale und Dill verrühren und mit Kräutersalz abschmecken.
- Die Zucchini in feine Stifte schneiden und erst kurz vor dem Verzehr mit der Sauce mischen.

Zusammen mit einem Brötchen wird ein Kohlenhydratgericht daraus.

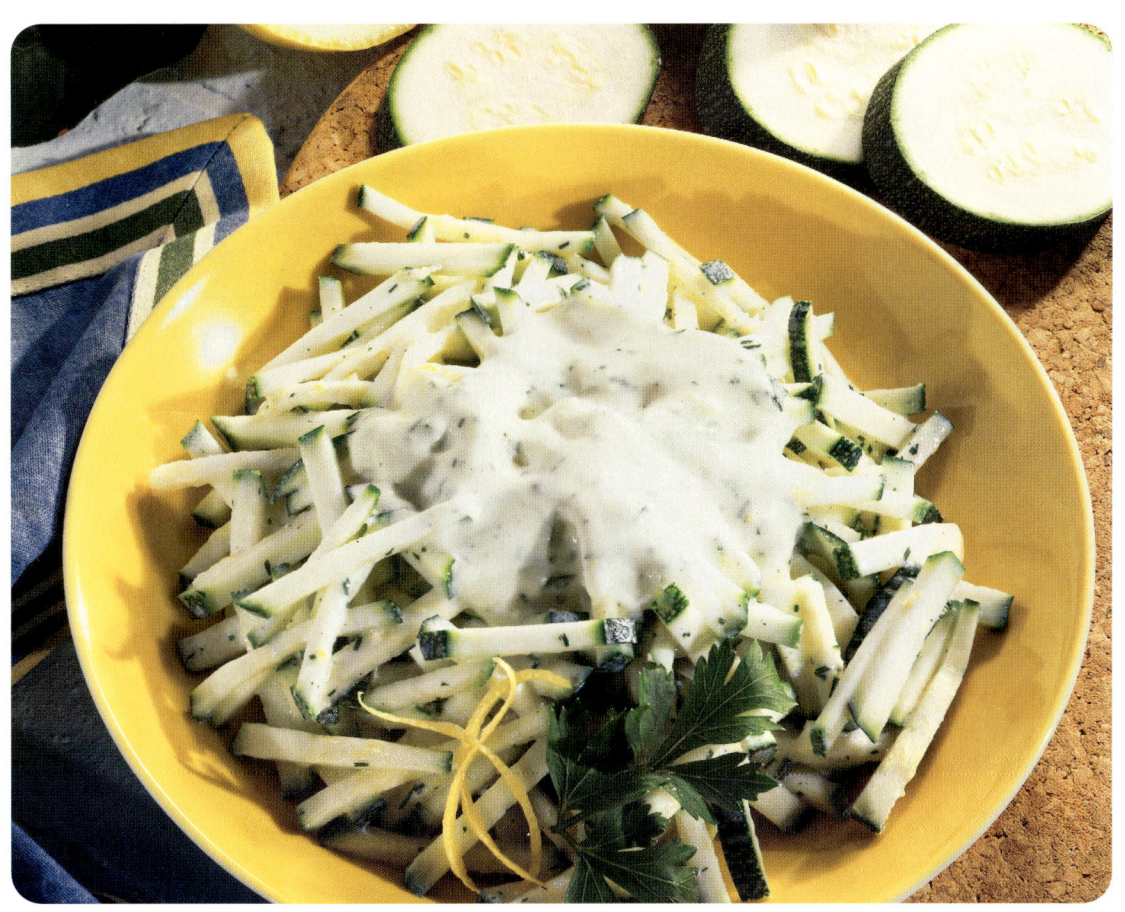

Melonen-Minze-Salat

ca. 150 kcal

Zubereitungszeit: ca. 15 Minuten

Zutaten
Für den Salat
¼ Galiamelone
1 Tomate
½ Salatgurke

Für die Sauce
1 EL Joghurt
2 EL saure Sahne
2 EL Zitronensaft
etwas Meersalz
2 Stiele frische Minze

- Die Melone in Würfel schneiden oder mit einem Kugelausstecher aus der Schale lösen.
- Die Tomate würfeln, die Gurke in dünne Scheiben schneiden.
- Joghurt mit saurer Sahne, Zitronensaft und Salz verrühren.
- Die Minze in Streifen schneiden und in die Sauce geben. Diese erst kurz vor dem Verzehr mit den Salatzutaten mischen.

Dieses Gericht kann mit gegarter Putenbrust angereichert werden.

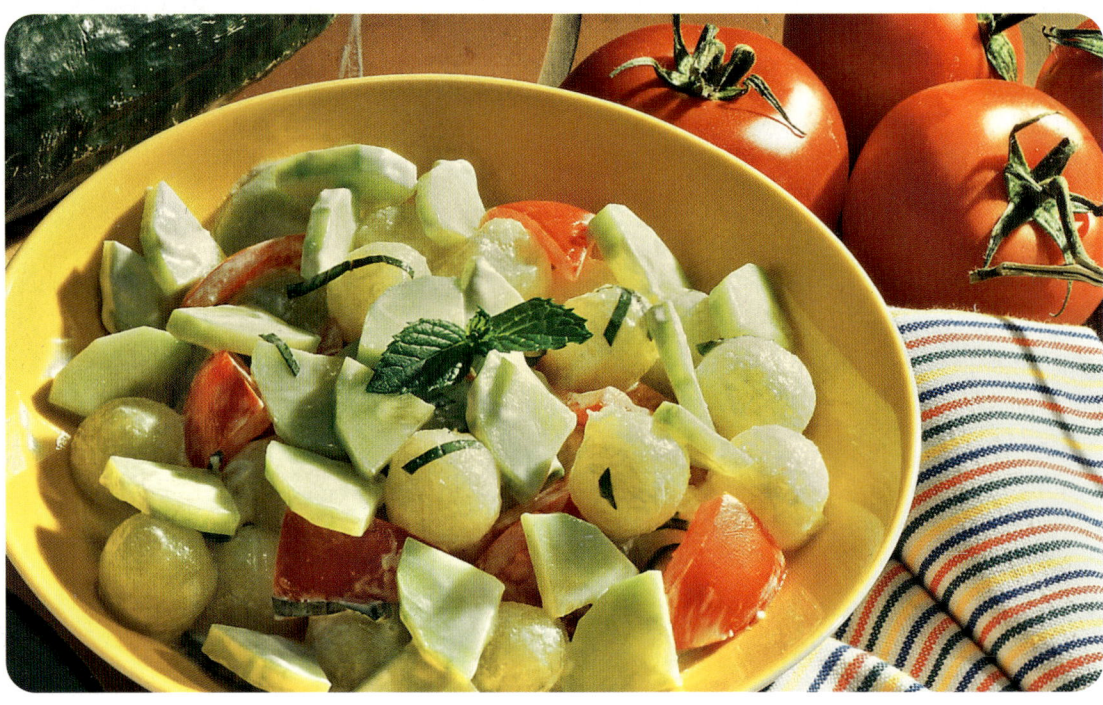

Grünkernbratling mit Dillsahne

ca. 700 kcal

Zubereitungszeit: ca. 1 Stunde

Zutaten
60 g feines Grünkernschrot
125 ml Gemüsebrühe
1 Frühlingszwiebel
½ TL Thymian
1 Eigelb
Meersalz
1 EL Olivenöl
100 g saure Sahne
½ Bund Dill

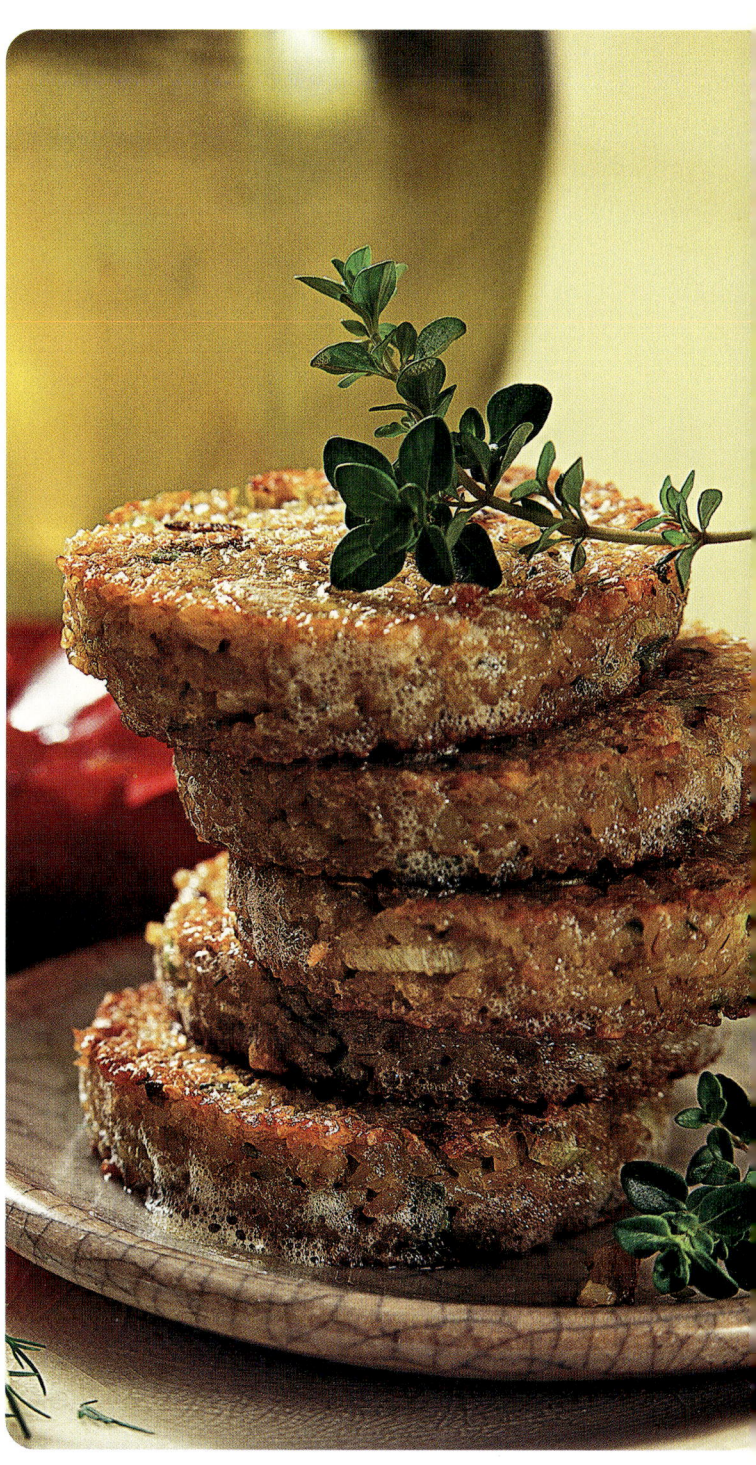

- Das Schrot in einen kleinen Topf geben, die Gemüsebrühe darüber gießen und das Getreide etwa 10 Minuten quellen lassen.
- Das Schrot einmal aufkochen. Den Topf vom Herd nehmen und das Getreide zuge-deckt 10 Minuten quellen lassen. Währenddessen die Frühlingszwiebel in feine Ringe schneiden.
- Das leicht abgekühlte Grünkernschrot mit Thymian, Frühlingszwiebeln und Eigelb vermischen, mit Salz abschmecken.
- 1 Esslöffel Öl in einer Pfanne erhitzen. Mit einem Löffel kleine Teigplätzchen in die Pfanne setzen und goldbraun braten. Den gesamten Teig so zubereiten.
- Die saure Sahne glatt rühren. Den Dill sehr fein schneiden und mit etwas Salz unter die saure Sahne mischen.

Grüner Gemüsesalat mit Pinienkernen

ca. 220 kcal

Zubereitungszeit: ca. 30 Minuten

Zutaten
Meersalz
50 g grüne Bohnen
50 g Brokkoli
2 Frühlingszwiebeln
50 g Zuckerschoten
1 Stange Staudensellerie
1 Zucchini
1 Zweig Thymian
6 Blätter Basilikum
2 EL Olivenöl
1 EL Pinienkerne

- In einem Topf etwa 2 l leicht gesalzenes Wasser zum Kochen bringen. Die Bohnen in kochendem Wasser 5 Minuten ohne Deckel vorkochen.
- Den Brokkoli in kleine Röschen zerteilen. Die Frühlingszwiebeln in 2 cm breite Ringe schneiden. Von den Zuckerschoten die Enden abschneiden. Staudensellerie und Zucchini in ½ cm breite Stücke schneiden.
- Die Bohnen mit einer Schaumkelle aus dem Wasser nehmen, mit kaltem Wasser abschrecken und in einem Sieb abtropfen lassen. Die Brokkoliröschen in das Bohnenkochwasser geben, etwa 5 Minuten vorkochen, danach ebenfalls abschrecken und

gut abtropfen lassen.
- Die Thymianblättchen vom Stiel abstreifen und das Basilikum fein hacken. Den Knoblauch pressen.
- Das Öl in einer Pfanne erhitzen. Die Frühlingszwiebeln mit Zuckerschoten, Zucchini- und Selleriewürfeln hineingeben und unter ständigem Rühren 5 Minuten anbraten.
- Danach Bohnen, Brokkoli und Knoblauch hinzufügen und alles etwa 3 Minuten weitergaren. Das Gemüse mit Meersalz sowie den Kräutern würzen, mit Pinienkernen bestreuen.

Mit einem Brötchen wird hieraus ein Kohlenhydratgericht.

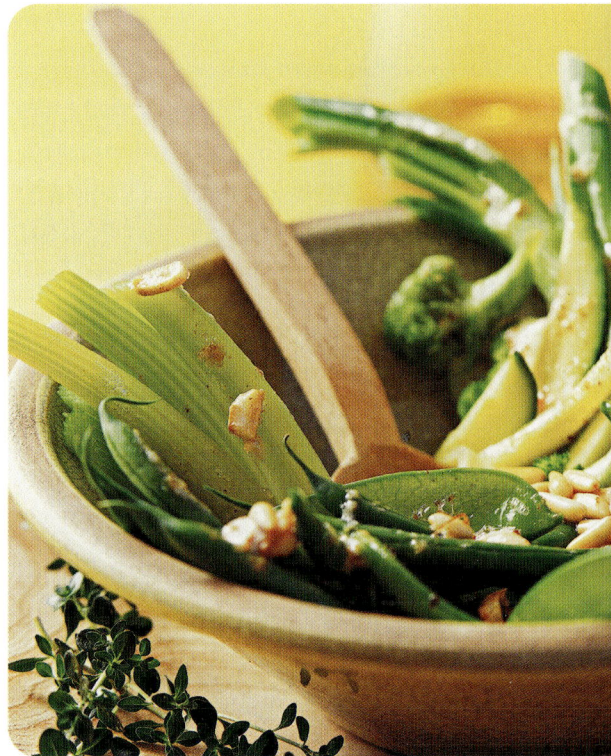

Bunter Kartoffelsalat

ca. 220 kcal

Zubereitungszeit: ca. 45 Minuten
Zeit zum Durchziehen: mind. 1 Stunde

Zutaten
Für den Salat
200 g kleine Pellkartoffeln
1 kleine Frühlingszwiebel
50 ml Gemüsebrühe
1 große Möhre
1 Stück Salatgurke (ca. 10 cm lang)

Für die Sauce
2 EL Joghurt (3,5 % Fett)
1 EL Obstessig oder Balsamico
½ TL Kräutersalz
¼ TL Paprikapulver, edelsüß
3 EL gehackte Petersilie

- Die Kartoffeln 20 bis 30 Minuten in kochendem Salzwasser garen, dann schälen und in Scheiben schneiden. Die Frühlingszwiebel fein würfeln und auf den Kartoffelscheiben verteilen. Die Brühe erhitzen, über die Kartoffeln gießen. Den Salat in ein verschließbares Gefäß geben und mindestens 1 Stunde, besser noch über Nacht, durchziehen lassen.
- Die Möhre grob raspeln. Die Gurke in Scheiben schneiden. Beides mischen und in ein verschließbares Gefäß geben.
- Für die Sauce den Joghurt mit Essig, Kräutersalz, Paprikapulver und Petersilie verrühren. In ein verschließbares Gefäß geben.
- Alles erst kurz vor dem Verzehr mischen.

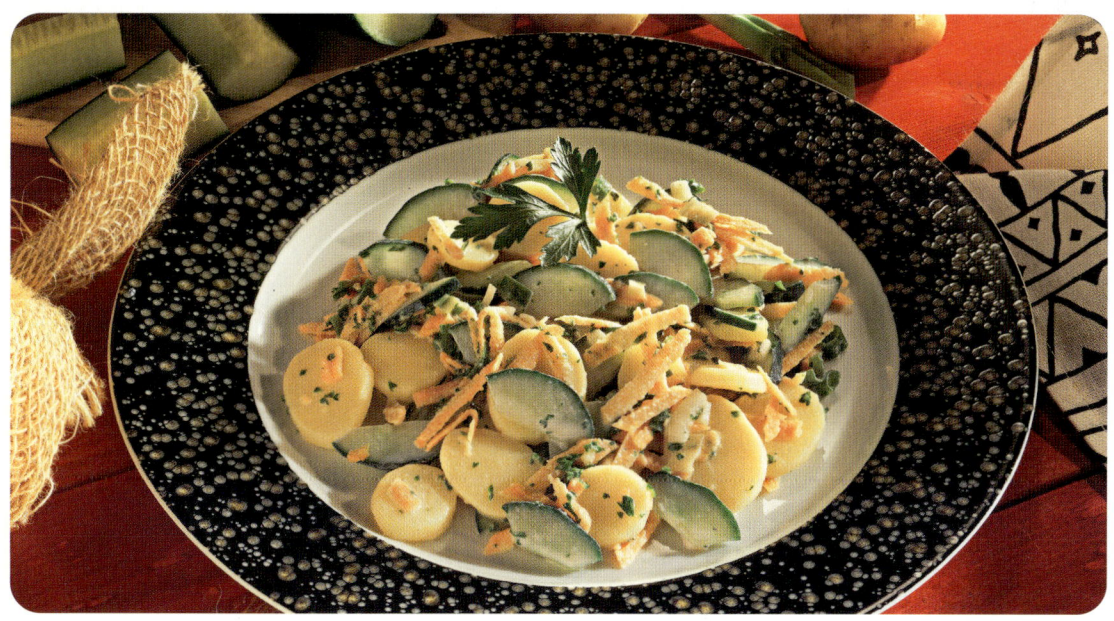

Kartoffelsalat mit Ziegenkäsedressing

ca. 390 kcal

Zubereitungszeit: ca. 30 Minuten
Zeit zum Durchziehen: mind. 1 Stunde

Zutaten
200 g kleine, festkochende Kartoffeln
50 g Ziegenfrischkäse
3 EL Gemüsebrühe
1 Zwiebel
4 – 5 feste Salatblätter
  (z. B. Eisberg-, Romana- oder Friséesalat)
1 rote Paprikaschote
Basilikumblättchen
1 EL Kürbiskerne

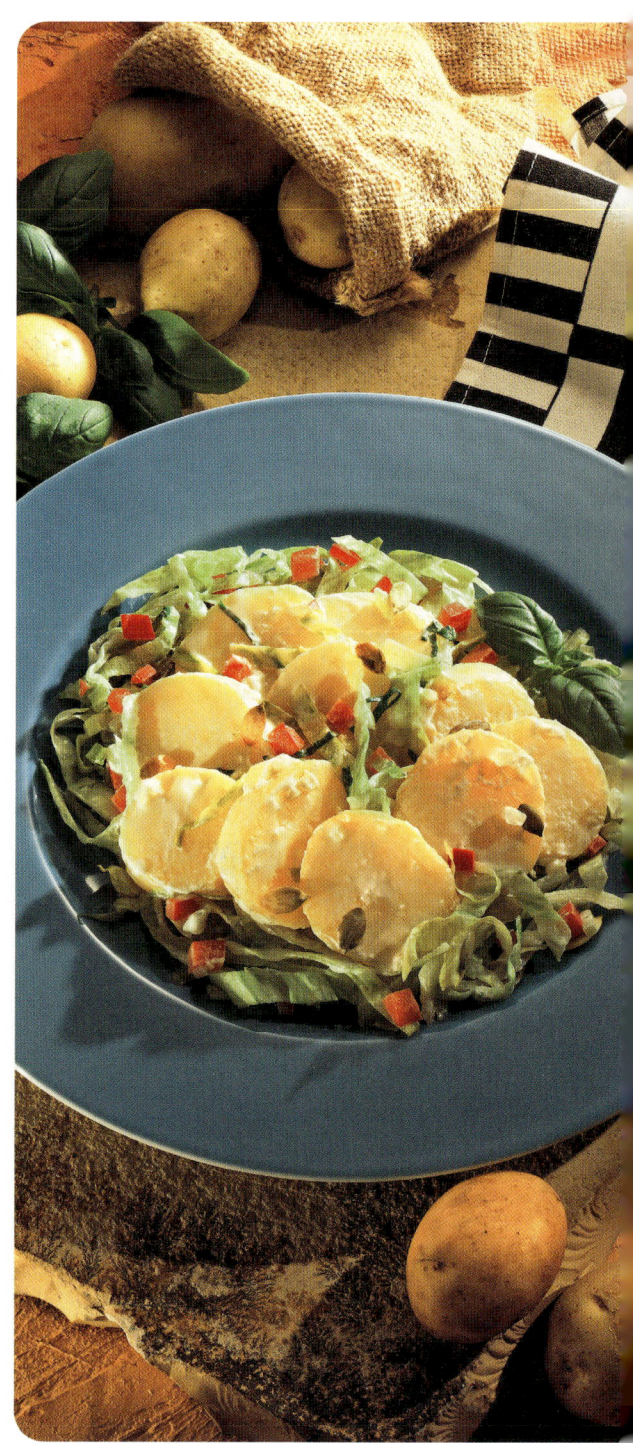

- Die Kartoffeln mit Schale in gesalzenem Wasser gar kochen.
- Den Ziegenkäse mit der Brühe glatt rühren. Die Zwiebel fein hacken und zur Sauce geben.
- Die Kartoffeln schälen, in Scheiben schneiden und mit der Sauce mischen. Den Kartoffelsalat mindestens 1 Stunde, besser noch über Nacht, im Kühlschrank durchziehen lassen.
- Die Salatblätter in Streifen schneiden, Paprikaschote würfeln. Die Basilikumblättchen in Streifen schneiden. Die drei Zutaten in ein verschließbares Gefäß geben.
- Erst kurz vor dem Verzehr alles mischen und mit Kürbiskernen bestreuen.

Fenchelsalat mit Pute

ca. 750 kcal

Zubereitungszeit: ca. 40 Minuten

Zutaten
Für den Salat
1 kleine Fenchelknolle
1 große Möhre
1 kleine Kohlrabiknolle
1 kleines Putenschnitzel (ca. 150 g)
2 TL ungehärtetes Kokosfett (Reformhaus)
Meersalz
3 – 4 feste Salatblätter
  (z. B. Batavia oder Romana)
1 EL frisch gehackte Cashewkerne

Für die Sauce
2 EL Zitronensaft
3 EL Wasser
½ TL Kräutersalz
2 EL Sonnenblumenöl
2 EL Rosinen

- Den Fenchel quer in dünne Streifen schneiden und in 3 Minuten in sehr wenig Wasser bissfest dünsten. Das Fenchelgrün fein hacken.
- Möhren und Kohlrabi in dünne Stifte schneiden.
- Für die Sauce den Zitronensaft mit 3 Esslöffeln Wasser und dem Kräutersalz verrühren und das Öl darunter schlagen. Die Rosinen waschen, hacken und dazugeben. Die Sauce mit dem vorbereiteten Gemüse und dem Fenchelgrün mischen und das

Ganze mindestens 20 Minuten durchziehen lassen. Anschließend alles in ein verschließbares Gefäß füllen.
- Die Salatblätter in Streifen schneiden und in eine verschließbare Dose geben.
- Das Putenschnitzel in Streifen schneiden. Das Kokosfett in einer Pfanne erhitzen und das Fleisch darin rundherum braun braten, leicht salzen und abkühlen lassen. Das Fleisch in ein verschließbares Gefäß füllen.
- Alle Zutaten kurz vor dem Verzehr mischen und mit Cashewkernen garnieren.

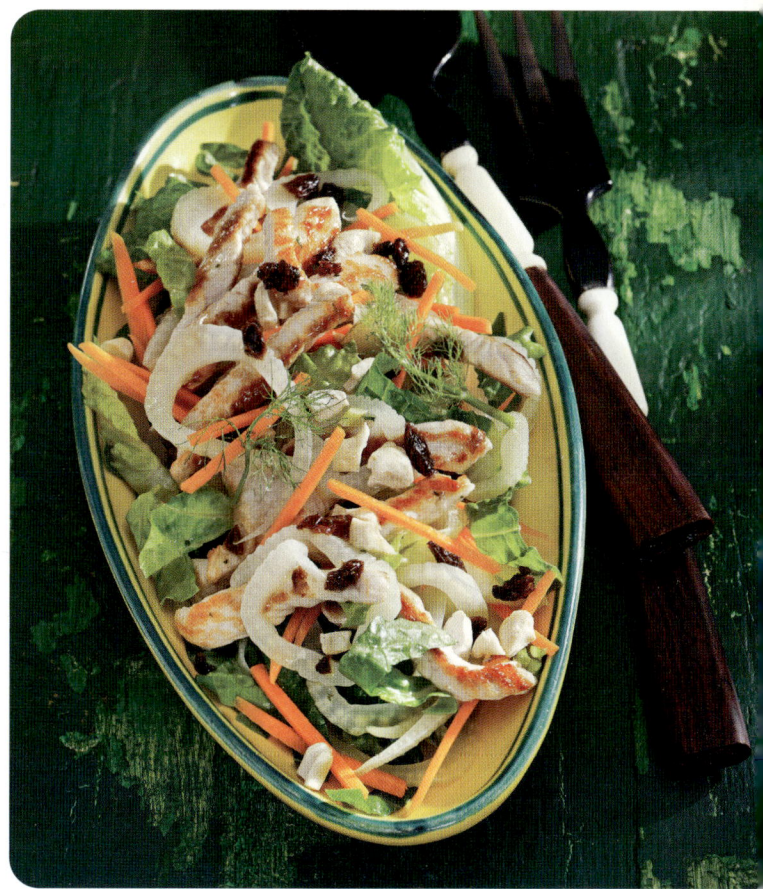

Minifrikadellen mit Kohlrabi-Tomaten-Salat

ca. 730 kcal

Zubereitungszeit: ca. 25 Minuten

Zutaten
Für die Frikadellen

6 entsteinte grüne Oliven
100 g Rinderhackfleisch
1 Eigelb
1 EL frisch geriebener Parmesan
1 EL Sonnenblumenkerne
½ TL gehackter Thymian
1 EL gehackter Estragon
Meersalz
2 TL Sonnenblumenöl

Für den Salat

1 Kohlrabiknolle
2 Tomaten
1 EL Zitronensaft
½ TL Kräutersalz
2 EL Sonnenblumenöl
1 EL Schnittlauchröllchen

- Die Oliven fein hacken. Hackfleisch mit Eigelb, Oliven, Parmesan, Sonnenblumenkernen, Thymian, Estragon und Salz verkneten.
- Den Hackfleischteig zu kleinen Bällchen formen. Das Öl in einer Pfanne erhitzen und die Frikadellen darin etwa 10 Minuten rundherum braun braten, danach auf Küchenkrepp abkühlen lassen und in ein verschließbares Gefäß geben.

- Für den Salat den Kohlrabi in dünne Scheiben, die Tomaten in Würfel schneiden. Kohlrabischeiben und Tomatenwürfel mischen und in ein verschließbares Gefäß füllen.
- Zitronensaft mit Kräutersalz verrühren, das Öl darunter schlagen und den Schnittlauch dazugeben. Die Sauce ebenfalls in ein verschließbares Gefäß füllen.
- Die Marinade erst kurz vor dem Verzehr über den Salat geben und diesen zu den Hackfleischbällchen essen.

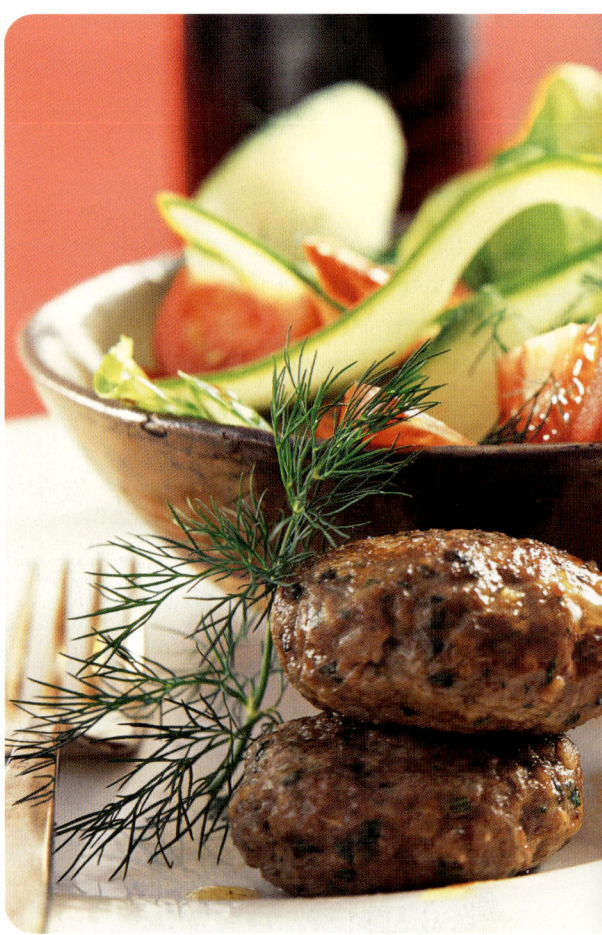

Salat mit Hähnchen und Avocado

ca. 670 kcal

Zubereitungszeit: ca. 30 Minuten

Zutaten
Für den Salat
2 TL Sonnenblumenöl
1 Hähnchenbrustfilet (ca. 150 g)
6 – 8 Salatblätter
  (z. B. Eisberg oder Batavia)
1 kleine Paprikaschote
100 g Kirschtomaten
½ Avocado
2 TL Zitronensaft

Für die Sauce
2 EL Joghurt (3,5 % Fett)
1 EL Sahne
1 EL Zitronensaft
2 EL gehackte Petersilie

½ TL Kräutersalz
Paprikapulver, edelsüß

- Das Öl in einer Pfanne erhitzen und das Hähnchenbrustfilet darin bei starker Hitze kurz auf beiden Seiten braun anbraten. Dann die Hitze reduzieren und das Fleisch zugedeckt auf jeder Seite 5 bis 7 Minuten garen. Anschließend abkühlen lassen.
- Die Paprikaschote in Streifen schneiden. Die Tomaten vierteln. Die Avocado in Scheiben schneiden und mit Zitronensaft beträufeln.
- Joghurt mit Sahne, Zitronensaft, Petersilie, Kräutersalz und Paprikapulver verrühren. In ein verschließbares Gefäß füllen.
- Die Salatblätter zerpflücken und in ein verschließbares Gefäß geben. Das Hähnchenfilet in Streifen schneiden. Paprika, Tomaten, Avocado und das Fleisch auf dem Salat anrichten.
- Kurz vor dem Verzehr die Sauce über den Salat geben.

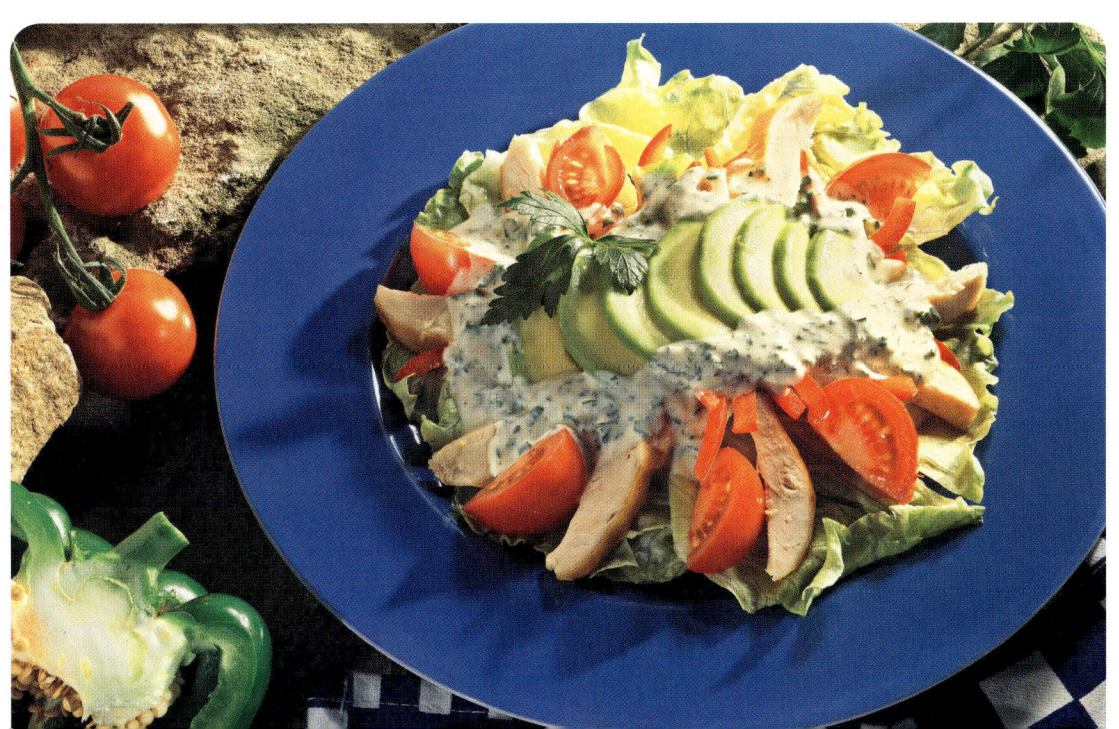

Rucolasalat mit Shrimps

ca. 420 kcal

Zubereitungszeit: ca. 15 Minuten

Zutaten
Für den Salat

75 g gekochte, geschälte Shrimps

2 TL Zitronensaft

½ Bund Rucola

4 – 5 Blätter Lollo Rosso

1 Stück Salatgurke (ca. 10 cm lang)

1 Fleischtomate

Für die Sauce

1 hart gekochtes Ei

1 EL Olivenöl

150 g Joghurt

1 EL gehackte Petersilie

½ TL Kräutersalz

Paprikapulver, edelsüß

- Die Shrimps mit Zitronensaft beträufeln. Rucola und Salatblätter zerpflücken. Die Gurke in dünne Scheiben, die Tomate in Stücke schneiden.
- Für die Sauce das Ei schälen und fein hacken, mit Öl und Joghurt cremig verrühren. Die Sauce mit Petersilie, Kräutersalz und Paprikapulver abschmecken und in ein verschließbares Gefäß füllen.
- Den Salat mit den Gurkenscheiben mischen, die Shrimps darauf verteilen und in ein verschließbares Gefäß geben.
- Erst kurz vor dem Verzehr die Sauce über den Salat geben.

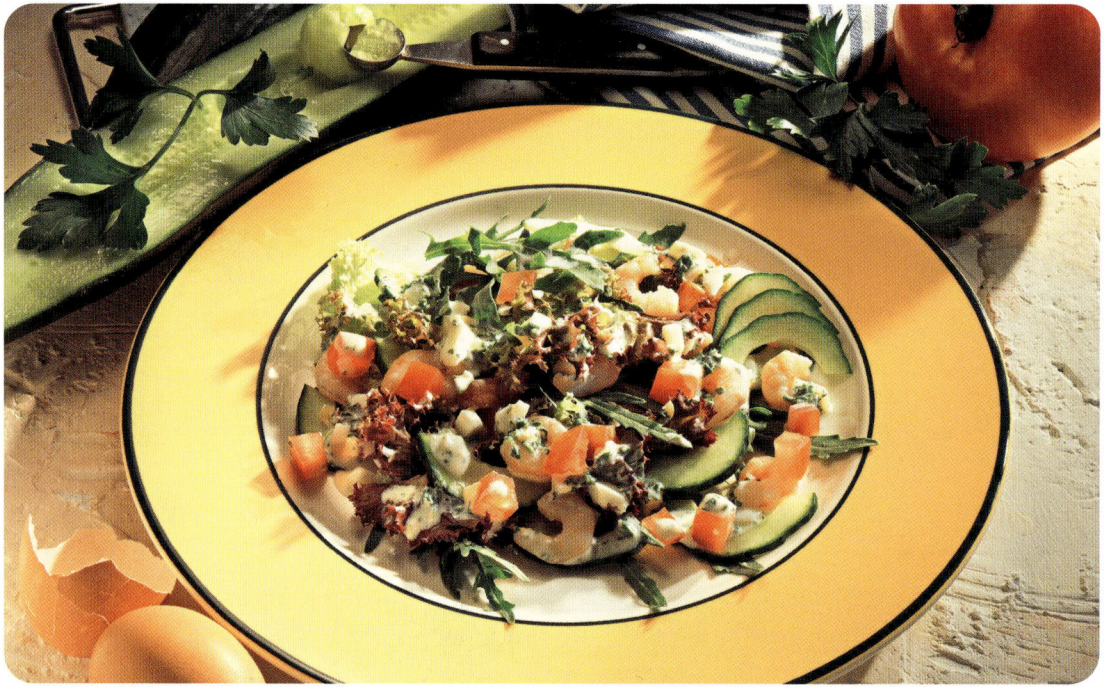

Bunter Salat mit Lachs

ca. 600 kcal

Zubereitungszeit: ca. 30 Minuten

Zutaten
Für den Salat
1 kleines Lachssteak (ca. 150 g)
Meersalz
1 EL Olivenöl
1 EL Zitronensaft
50 g grüne Bohnen
6 – 8 Blätter Endiviensalat
1 Tomate
½ gelbe Paprikaschote
1 kleine Frühlingszwiebel
5 schwarze Oliven

Für die Sauce
1 EL Zitronensaft
2 EL Wasser
½ TL Kräutersalz
¼ TL Cayennepfeffer
1 TL Kräuter der Provence
1 El Olivenöl

- Das Lachssteak waschen, trocken tupfen und leicht salzen. Das Öl in einer Pfanne erhitzen und den Fisch etwa 10 Minuten darin braten. Abkühlen lassen, in Stücke zerteilen und mit Zitronensaft beträufeln.
- Bohnen in 3 cm lange Stücke schneiden und in etwas Wasser in etwa 10 Minuten bissfest garen.
- Den Salat in mundgerechte Stücke zerpflücken. Die Tomate achteln, die Paprika-

hälfte in Streifen, die Frühlingszwiebel in Ringe schneiden.
- Für die Sauce Zitronensaft mit 2 Esslöffeln Wasser, Salz, Cayennepfeffer und den Kräutern verrühren. Das Öl darunter schlagen. Die Sauce in ein verschließbares Gefäß füllen.
- Die vorbereiteten Salatzutaten und die Oliven vorsichtig mischen und in ein verschließbares Gefäß geben.
- Erst kurz vor dem Verzehr die Sauce über den Salat geben.

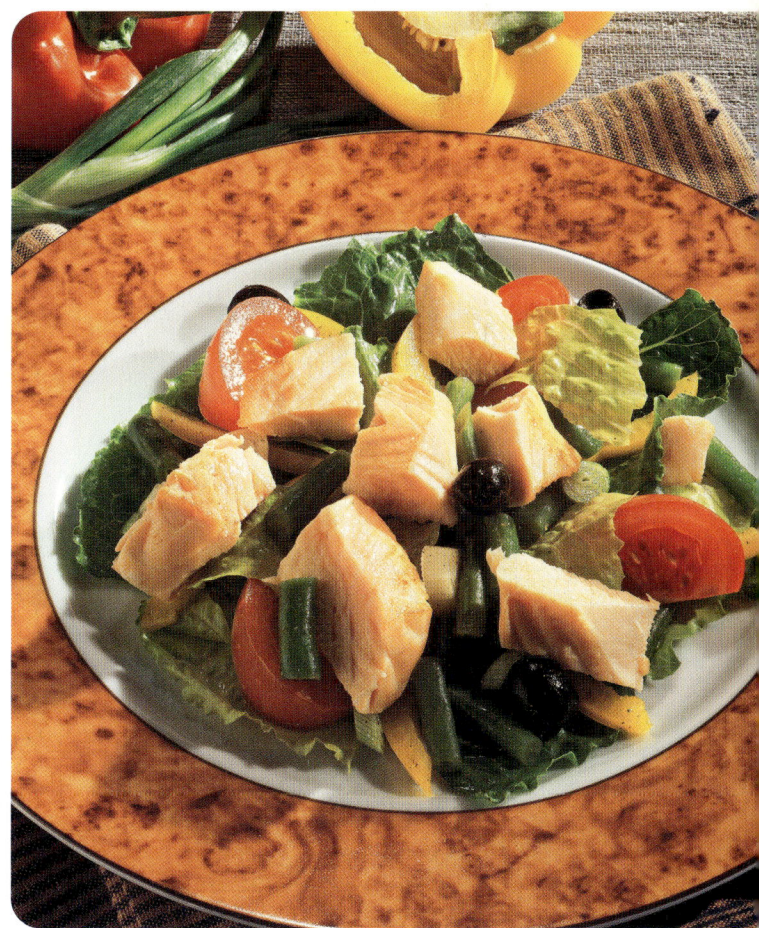

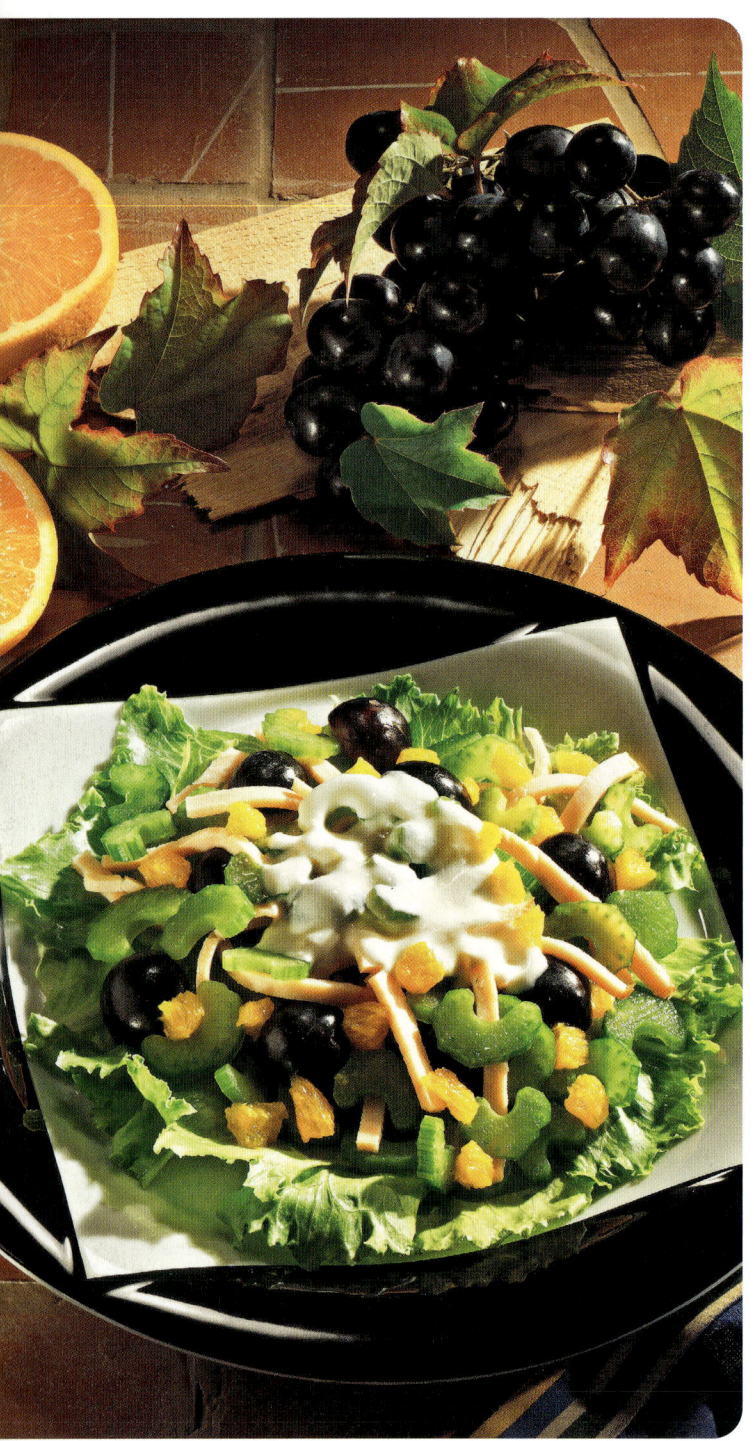

Fruchtiger Putensalat

ca. 250 kcal

Zubereitungszeit: ca. 10 Minuten

Zutaten
Für den Salat
6 – 8 Blätter Eisbergsalat
1 Stange Bleichsellerie
50 g Putenbraten in Scheiben
50 g blaue Weintrauben
1 Orange

Für die Sauce
5 EL Joghurt (3,5 % Fett)
1 EL saure Sahne
1 EL Zitronensaft
1 TL Frutilose
(Obstdicksaft aus dem Reformhaus)

- Den Salat in mundgerechte Stücke zerpflücken. Den Sellerie in Scheiben schneiden, die Trauben halbieren. Das Fleisch der Orange würfeln. Den Putenbraten in Streifen schneiden.
- Die Salatblätter in ein verschließbares Gefäß geben und Sellerie, Trauben, Orangenwürfel sowie Putenbraten darauf verteilen.
- Für die Sauce den Joghurt mit saurer Sahne, Zitronensaft und Frutilose verrühren. Die Sauce ebenfalls in ein verschließbares Gefäß geben.
- Erst kurz vor dem Verzehr die Sauce über den Salat geben.

Salat mit Blue-Cheese-Dressing

ca. 500 kcal

Zubereitungszeit: ca. 20 Minuten

Zutaten

Für den Salat

1 weiche Birne
1 EL Zitronensaft
6 – 8 Blätter Eisbergsalat
2 – 3 Stangen Bleichsellerie
2 EL gehackte Walnusskerne

Für die Sauce

50 g Blauschimmelkäse (z. B. Roquefort)
2 EL Joghurt (3,5 % Fett)
2 EL Zitronensaft
1 TL Frutilose
  (Obstdicksaft aus dem Reformhaus)

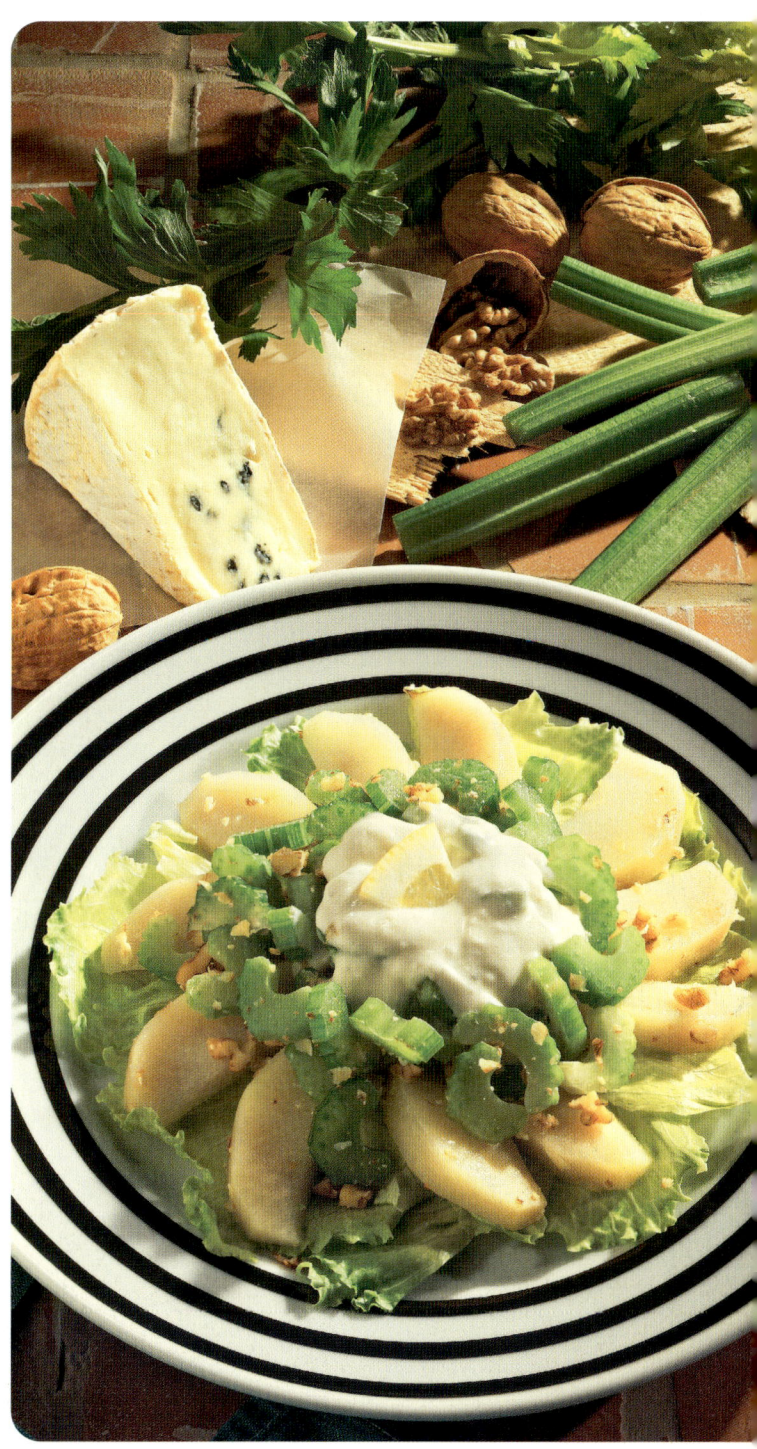

- Die Birne in Spalten schneiden und diese in etwas Wasser mit Zitronensaft 2 Minuten dünsten, abtropfen und abkühlen lassen.
- Den Salat zerpflücken. Den Sellerie in dünne Scheiben schneiden.
- Für die Sauce den Käse mit einer Gabel zerdrücken und mit Joghurt, Zitronensaft und Frutilose verrühren. Die Sauce in ein verschließbares Gefäß füllen.
- Salat, Sellerie, Birne und Walnusskerne zusammen in ein verschließbares Gefäß geben.
- Erst kurz vor dem Verzehr die Sauce über den Salat geben.

Nudelsalat mit Spargel

ca. 480 kcal

Zubereitungszeit: ca. 20 Minuten

Zutaten
150 g grüner Spargel
½ TL Meersalz
100 g Kirschtomaten
6 – 8 Basilikumblättchen
1 EL Doppelrahmfrischkäse
2 EL Joghurt (3,5 % Fett)
½ TL Kräutersalz
100 g gekochte kleine Nudeln
 (entspricht etwa 40 g Rohgewicht)

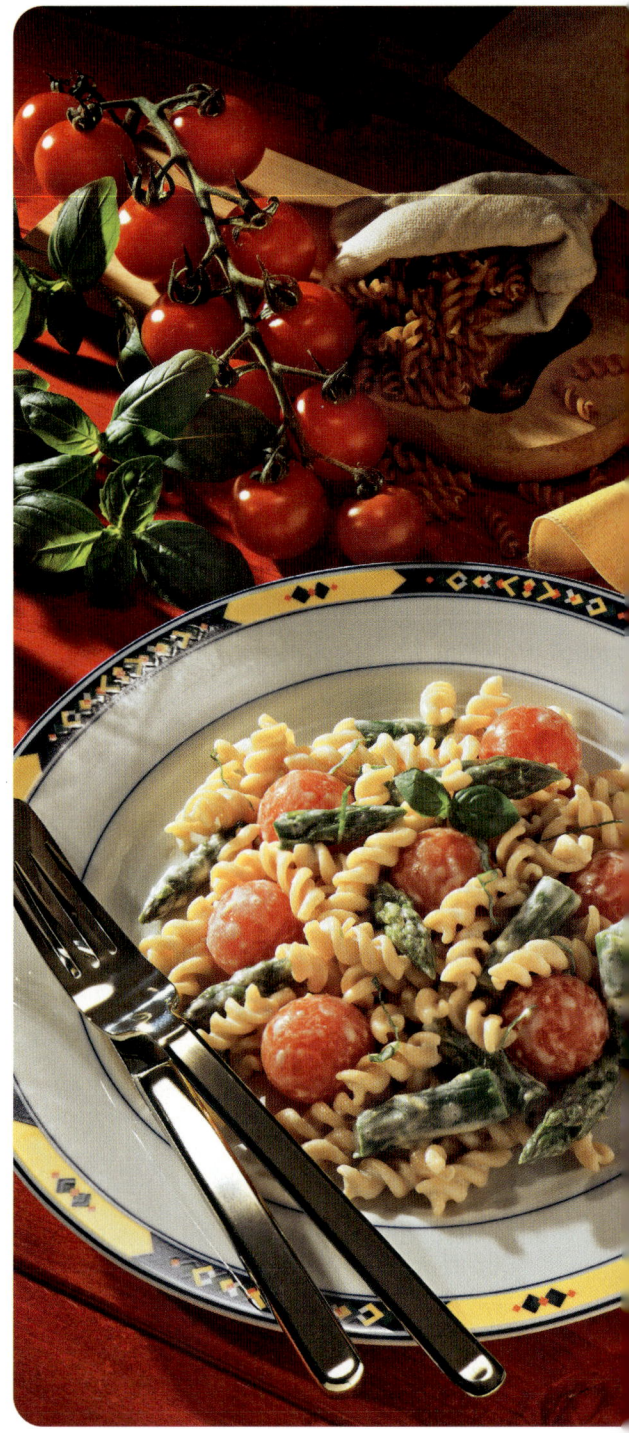

- Den Spargel schräg in 2 bis 3 cm lange Stücke schneiden und diese in reichlich leicht gesalzenem Wasser bissfest garen.
- Die Basilikumblättchen in Streifen schneiden.
- Für die Sauce den Frischkäse mit Joghurt und Kräutersalz verrühren und das Basilikum dazugeben. Die Sauce in ein verschließbares Gefäß füllen. Die Tomaten halbieren.
- Den Spargel abtropfen und abkühlen lassen. Spargel, Nudeln und Tomaten mischen und in ein verschließbares Gefäß geben.
- Die Salatzutaten erst kurz vor dem Verzehr mit der Sauce mischen.

Nudelsalat mit Haselnuss

ca. 520 kcal

Zubereitungszeit: ca. 25 Minuten

Zutaten
Für den Salat
60 g kleine Nudeln
  (z. B. Hörnchen oder Spiralen)
½ TL Meersalz
150 g Brokkoli
1 Möhre

Für die Sauce
2 EL frisch gemahlene Haselnüsse
2 EL Joghurt (3,5 % Fett)
2 EL Sahne
1 TL Obstessig oder Balsamico
½ TL Kräutersalz

- Die Nudeln nach Packungsanweisung bissfest kochen. Anschließend abtropfen lassen.
- Den Brokkoli in Röschen teilen, die Stiele schälen und in Scheiben schneiden. Die Möhre ebenfalls in Scheiben schneiden.
- Brokkoli und Möhrenscheiben in etwas Wasser 5 Minuten bissfest dünsten.
- Für die Sauce die Nüsse in einer Pfanne ohne Fett anrösten und anschließend abkühlen lassen, dann mahlen. Joghurt mit Sahne und Essig verrühren, Nüsse und Kräutersalz dazugeben. Die Sauce in ein verschließbares Gefäß füllen.
- Die Nudeln mit dem abgetropften Gemüse mischen und ebenfalls in ein verschließbares Gefäß füllen.
- Die Sauce erst kurz vor dem Verzehr mit dem Salat mischen.

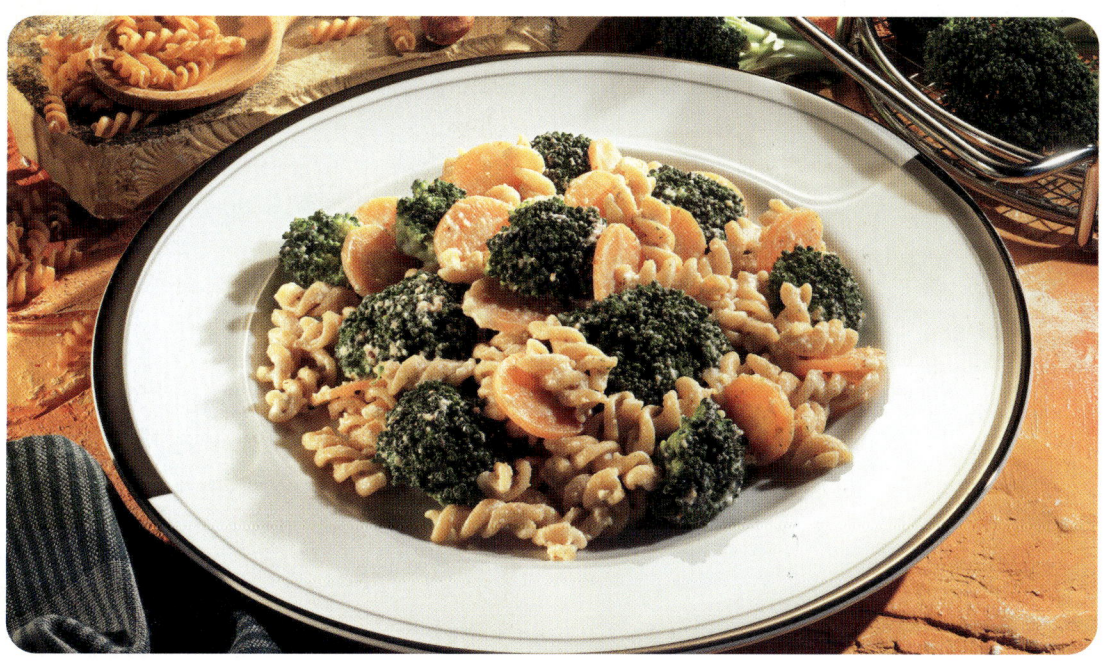

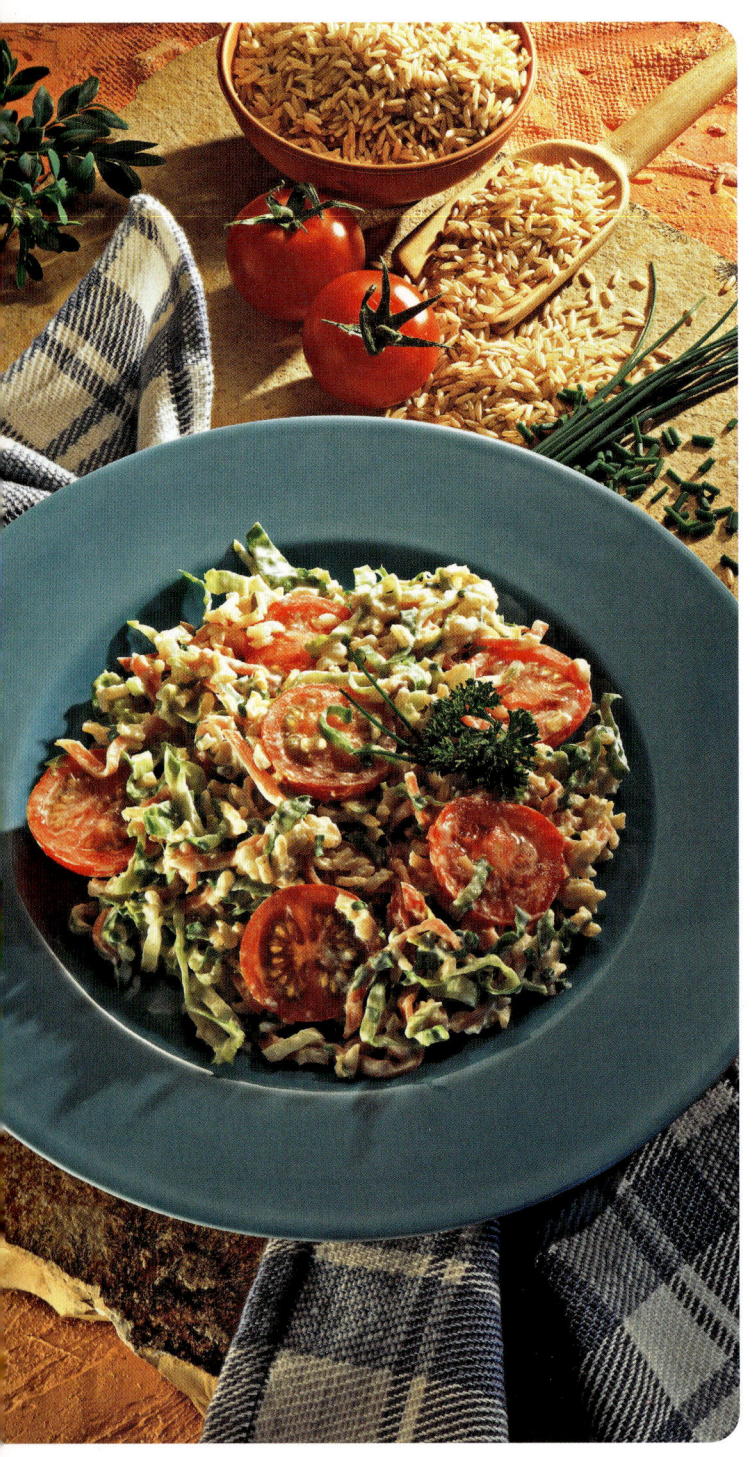

Reissalat mit Schinken und Tomaten

ca. 400 kcal

Zubereitungszeit: ca. 30 Minuten

Zutaten
50 g Reis
1 TL Gemüsebrühe
50 g Joghurt (3,5 Fett)
1 EL saure Sahne
1 TL Balsamico
1 EL Schnittlauchröllchen
Cayennepfeffer
4 – 5 Blätter Endiviensalat
50 g roher Rinderschinken in Scheiben
100 g kleine Tomaten
evtl. etwas Kräutersalz

- Den Reis nach Packungsanweisung in Brühe garen.
- Den Joghurt mit Balsamico und Sahne verrühren. Den Schnittlauch hinzufügen und die Sauce mit Cayennepfeffer würzen. Den Reis mit der Sauce mischen.
- Den Endiviensalat und den Schinken in feine Streifen schneiden. Die Tomaten halbieren oder vierteln.
- Reis und Gemüse mit Schinken getrennt in verschließbare Gefäße füllen.
- Erst kurz vor dem Verzehr den Reis mit Endiviensalat, Schinkenstreifen und Tomaten mischen.

Reissalat auf mexikanische Art

ca. 600 kcal

Zubereitungszeit: ca. 30 Minuten

Zutaten
Für den Salat
50 g Reis
1 TL Brühe
1 rote Paprikaschote
1 kleine Zwiebel
100 g Maiskörner
½ Avocado
Zitronensaft

Für die Sauce
2 EL Joghurt (3,5 % Fett)
1 EL Olivenöl
1 EL Balsamico
2 EL Wasser
¼ TL Kräutersalz
¼ TL Cayennepfeffer

- Den Reis nach Packungsanweisung in Brühe garen.
- Die Paprikaschote schneiden. Die Zwiebel fein würfeln. Den Reis mit Paprikastreifen, Zwiebelwürfeln und Maiskörnchen in ein verschließbares Gefäß füllen.
- Den Joghurt mit Öl, Balsamico, 2 Esslöffeln Wasser, Kräutersalz und Cayennepfeffer verrühren. Die Sauce in ein verschließbares Gefäß füllen.

- Die Avocadohälfte schälen, mit etwas Zitronensaft beträufeln und in Frischhaltefolie einpacken.
- Erst kurz vor dem Verzehr die Sauce mit dem Salat mischen. Die Avocadohälfte in Würfel schneiden und unter den Salat heben.

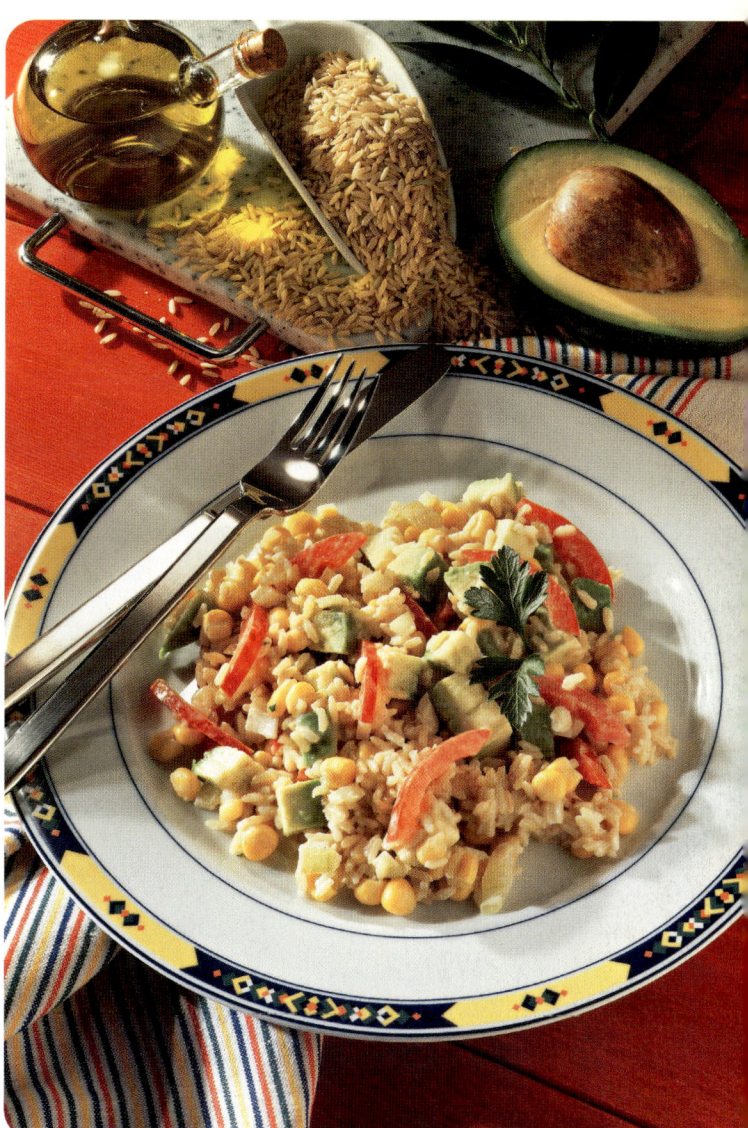

Bunter Geflügelsalat

ca. 570 kcal

Zubereitungszeit: ca. 30 Minuten

Zutaten
Für den Salat
2 TL Sonnenblumenöl
1 Hähnchenbrustfilet
1 Frühlingszwiebel
½ rote Paprikaschote
½ grüne Paprikaschote
100 g Champignons
1 EL Zitronensaft
¼ Kohlrabiknolle

Für die Sauce
5 EL Joghurt (3,5 % Fett)
1 EL saure Sahne
1 EL Zitronensaft
½ TL Kräutersalz
Cayennepfeffer

- Das Öl in einer Pfanne erhitzen und das Hähnchenbrustfilet darin bei starker Hitze kurz auf beiden Seiten braun anbraten. Dann die Hitze reduzieren und das Fleisch zugedeckt von jeder Seite 5 bis 7 Minuten garen, anschließend abkühlen lassen.
- Die Frühlingszwiebel fein würfeln. Die Paprikahälften in Streifen schneiden. Die Champignons in Scheiben schneiden und mit Zitronensaft beträufeln. Den Kohlrabi grob raspeln.
- Für die Sauce den Joghurt mit saurer Sahne, Zitronensaft und Schnittlauch verrühren. Mit Kräutersalz und Cayennepfeffer abschmecken. In eine verschließbare Dose füllen.
- Das Hähnchenfilet in Würfel schneiden. Mit dem Gemüse mischen und in ein verschließbares Gefäß füllen.
- Erst kurz vor dem Verzehr die Salatsauce mit dem Fleisch und dem Gemüse mischen.

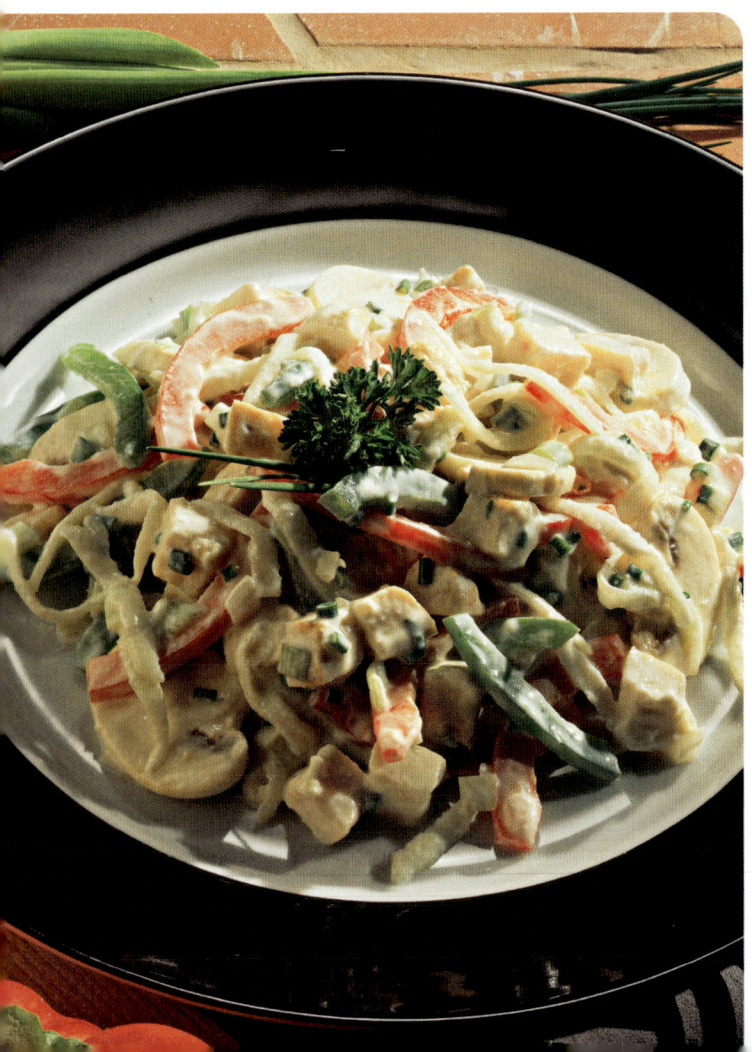

Roastbeef mit Brokkoli

ca. 560 kcal

Zubereitungszeit: ca. 20 Minuten

Zutaten

300 g Brokkoli

¼ TL Meersalz

100 g Joghurt (3,5 % Fett)

50 g saure Sahne

1 EL Sonnenblumenöl

1 EL Zitronensaft

½ kleine Zwiebel

4 EL gemischte, gehackte Kräuter

Kräutersalz

100 g Roastbeef in Scheiben

- Den Brokkoli in Röschen zerteilen. Die Stiele schälen und in dünne Scheiben schneiden. In etwas leicht gesalzenem Wasser in etwa 5 Minuten bissfest dünsten und abkühlen lassen.
- Für die Sauce den Joghurt mit saurer Sahne, Öl und Zitronensaft verrühren. Die Zwiebel fein würfeln. Die Kräuter und die Zwiebelwürfel unter die Sauce rühren und mit etwas Salz abschmecken.
- Die Sauce, den Brokkoli und das Roastbeef zum Mitnehmen jeweils in verschließbare Gefäße geben.

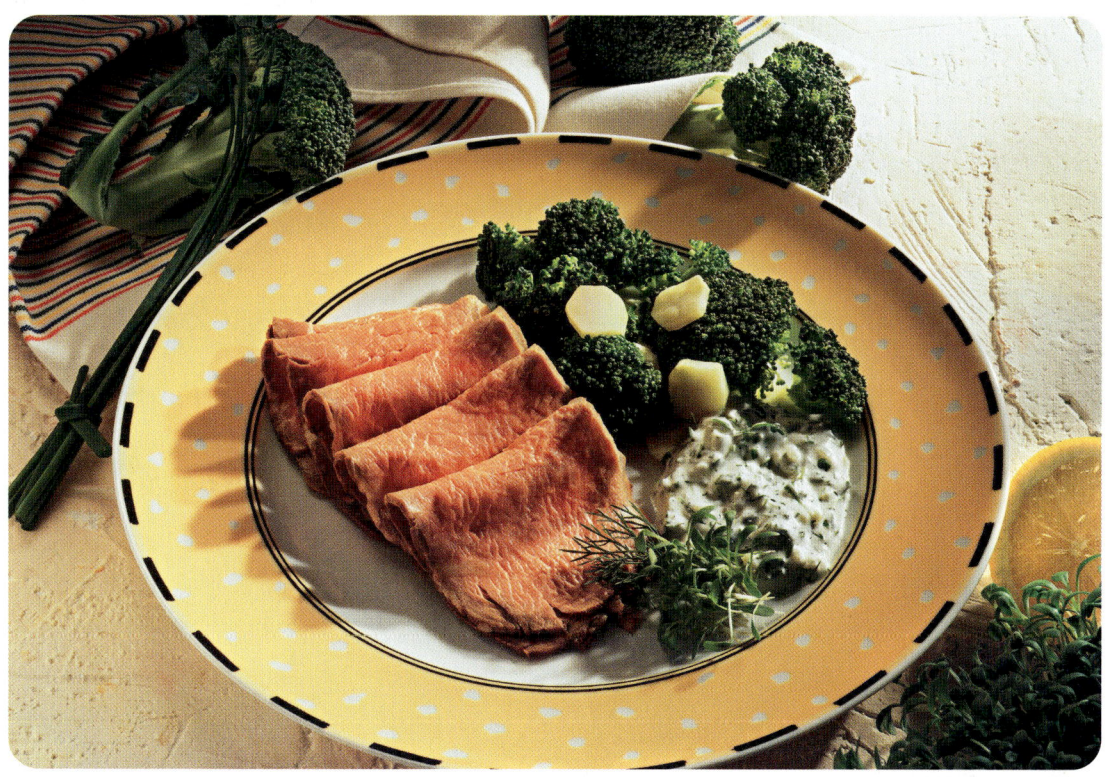

Apfelpfannkuchen

ca. 560 kcal

Zubereitungszeit: ca. 10 Minuten
Quellzeit: ca. 15 Minuten

Zutaten
Für die Pfannkuchen
50 g feines Dinkel oder Weizenvollkornmehl
1 TL Weinsteinbackpulver
120 ml Wasser
1 EL Sahne
1 Eigelb
1 Prise Meersalz

Außerdem
1 mürber Apfel
2 EL Butter

- Das Mehl mit dem Backpulver mischen. Nach und nach 120 ml Wasser, Sahne und Eigelb hinzufügen und alles zu einem dünnflüssigen Teig verrühren.
- Eine Prise Salz zum Teig geben und etwa 15 Minuten quellen lassen.
- Den Apfel in Spalten schneiden und unter den Teig rühren.
- Die Butter in einer Pfanne schmelzen lassen. Die Hälfte des Pfannkuchenteigs mit einer Schöpfkelle hineingeben. Bei mittelstarker Hitzezufuhr 1 bis 2 Minuten backen. Den Pfannkuchen wenden und nochmals 1 bis 2 Minuten backen. So auch den zweiten Pfannkuchen zubereiten.

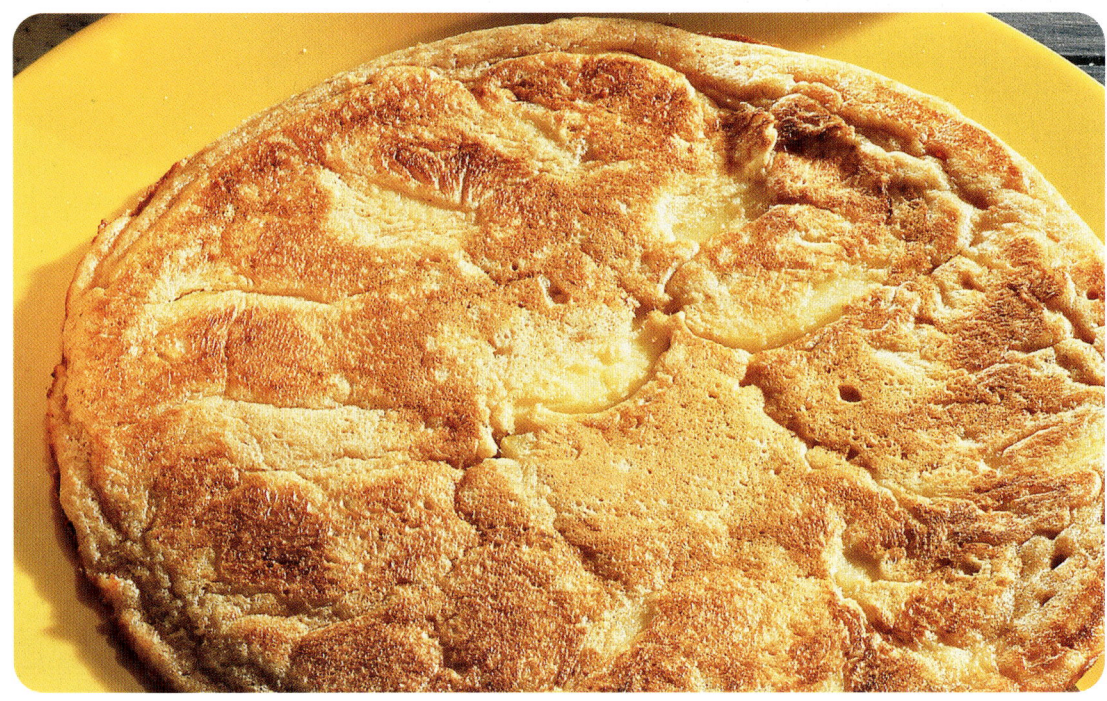

Reis mit Heidelbeersauce

ca. 390 kcal

Zubereitungszeit: ca. 30 Minuten

Zutaten
Für den Reis
50 g Milchreis
200 ml Milch

Für die Sauce
125 g frische Heidelbeeren (oder TK-Beeren)
evtl. 1 TL Ahornsirup

- Den Milchreis nach Packungsanweisung in Milch garen, dann abkühlen lassen.
- Die Heidelbeeren pürieren und eventuell mit dem Ahornsirup süßen. Die Heidelbeersauce auf dem Reis anrichten.

Apfelnudeln mit Backpflaumen

ca. 530 kcal

Zubereitungszeit: ca. 20 Minuten

Zutaten
50 g kleine Vollkornnudeln
1 süßer Apfel
1 TL Butter
3 Backpflaumen
1 EL Sahne
1 EL Frutilose
 (Obstdicksaft aus dem Reformhaus)
½ TL abgeriebene Schale einer
 unbehandelten Zitrone
½ TL Zimtpulver
1 EL Mandelblättchen oder
 gehackte Mandeln

- Die Nudeln nach Packungsanweisung bissfest garen.
- Den Apfel in dünne Scheiben schneiden. Die Butter in einem Topf erhitzen und die Apfelscheiben darin 10 Minuten dünsten, bis sie weich sind.
- Die Pflaumen klein schneiden, zu den Äpfeln geben und erwärmen. Sahne, Frutilose, Zitronenschale und Zimt hinzufügen.
- Nudeln und Apfelsauce getrennt in verschließbaren Gefäßen mitnehmen und erst kurz vor dem Verzehr mischen. Mit Mandeln bestreuen.

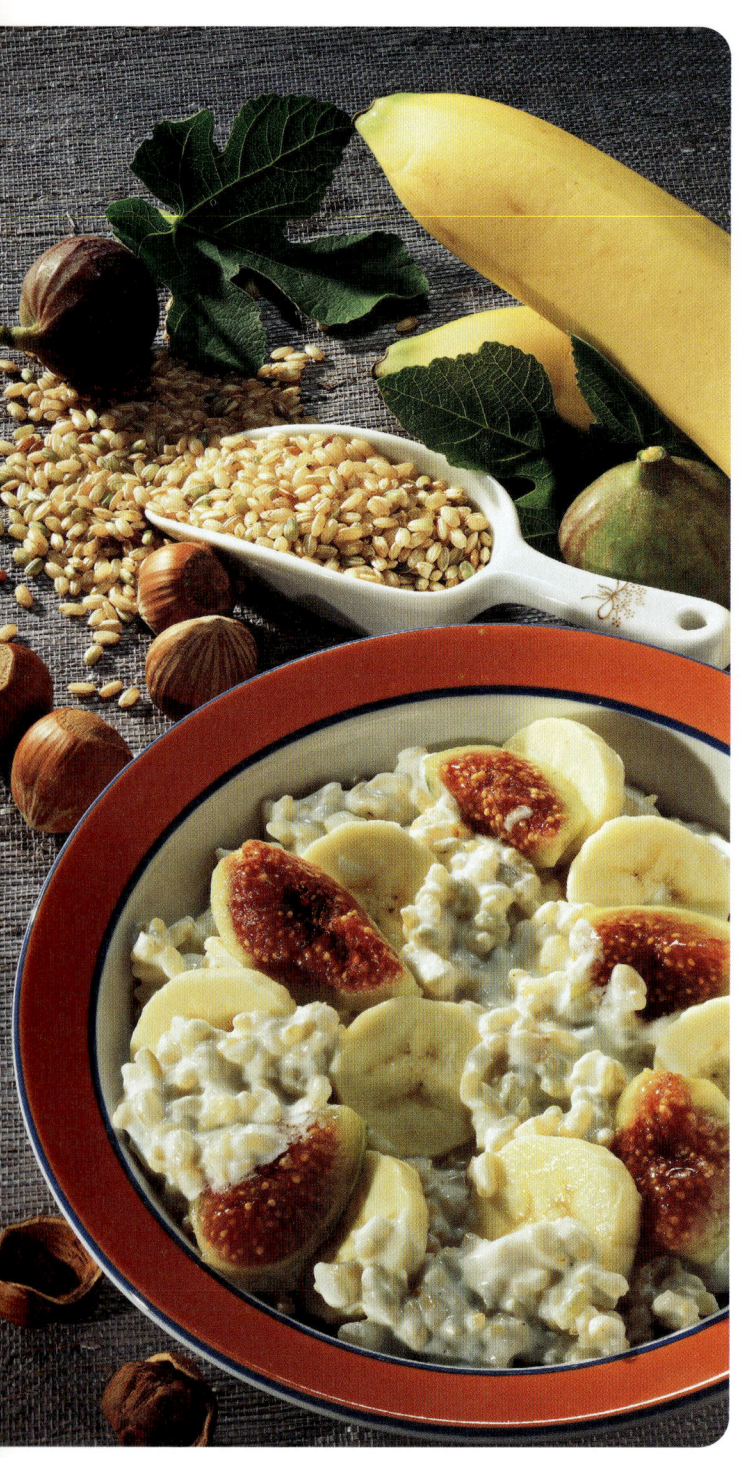

Feigen-Nuss-Reis

ca. 520 kcal

Zubereitungszeit: ca. 45 Minuten

Zutaten
200 ml Wasser
60 g Rundkornreis
2 EL Speisequark (20 % Fett i. Tr.)
1 EL Joghurt (3,5 % Fett)
1 EL gemahlene Haselnüsse
1 frische Feige
½ Banane

- Den Reis nach Packungsanweisung in Wasser garen und abkühlen lassen.
- Quark mit Joghurt und Nüssen verrühren und unter den Reis mischen. Den Reis in ein verschließbares Gefäß füllen.
- Die Feige achteln. Die Banane in dünne Scheiben schneiden. Feigenachtel und Bananenscheiben erst kurz vor dem Verzehr auf dem Reis verteilen.

Alphabetisches Rezeptverzeichnis

Rezeptverzeichnis nach Gruppenzugehörigkeit

Eiweißgerichte

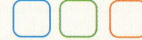

Kohlenhydratgerichte

Neutrale Gerichte

Kleine Einkaufshilfe für Obst und Gemüse

Damit frische Lebensmittel schnell aufgebraucht werden, zeigt Ihnen diese Liste die Rezepte nach Hauptzutaten.

Obst

Ananas: Gratinierte Champignons mit Sauerkraut, 69

Apfel: Sprossenmüsli, 26
Nussmüsli mit Joghurtsauce, 29
Haferpuffer, 31
Grünkern-Apfel-Müsli mit Walnüssen, 32
Frischkäsebrot mit Apfelspalten, 40
Apfel-Möhren-Rohkost, 26
Apfelpfannkuchen, 116
Apfelnudeln mit Backpflaumen, 117

Banane: Sprossenmüsli, 26
Bananenbrot, 38

Birne: Birnenjoghurt, 35
Obstsalat mit Frischkäsesauce, 35
Salat mit Blue-Cheese-Dressing, 109

Erdbeeren: Erdbeerquark, 34
Obstsalat mit Frischkäsesauce, 35

Heidelbeeren: Hirsejoghurt, 28
Flockenmüsli mit frischer Feige, 33
Heidelbeer-Vanille-Joghurt, 37
Quarkbrötchen mit Heidelbeeren, 38
Reis mit Heidelbeersauce, 117

Mango: Indische Currypfanne, 63

Melone: Obstsalat mit Frischkäsesauce, 35
Melonen-Minze-Salat, 98

Orange: Orangenjoghurt, 36
Pistazien-Orangen-Creme, 37

Fruchtiges Putengeschnetzeltes, 62
Fruchtiger Putensalat, 108

Gemüse

Aubergine: Pilzgemüse mit Schafskäse, 68

Avocado: Avocadobrot, 44
Salat mit Hähnchen und Avocado, 105
Reissalat auf mexikanische Art, 113

Blumenkohl: Blumenkohlsuppe, 52
Blumenkohlsalat, 57
Käsepfännchen, 67
Blumenkohl mit weißer Sauce, 83

Bohnen: Tomaten-Bohnen-Salat, 56
Rindfleisch-Bohnen-Topf, 77
Matjesfilet mit grünen Bohnen, 81
Mediterranes Bohnengemüse, 88
Grüner Gemüsesalat mit Pinienkernen, 100
Bunter Salat mit Lachs, 107

Brokkoli: Feine Fischsuppe, 78
Brokkoli-Geflügel-Suppe, 79
Grüner Gemüsesalat mit Pinienkernen, 100
Nudelsalat mit Haselnuss, 111
Roastbeef mit Brokkoli, 115

Fenchel: Knackiger Sommersalat, 55
Indische Currypfanne, 63
Butterfenchel, 87
Fenchelsalat mit Pute, 103

Gurke: Gurkenreis mit Lachsstreifen, 82
Gurken-Paprika-Topf, 85
Melonen-Minze-Salat, 98
Bunter Kartoffelsalat, 101
Rucolasalat mit Shrimps, 106

Ihr persönlicher Kontakt zu Ursula Summ

Meine Adresse:
Trennkost Club
Ursula Summ
Buzon N° 356
Calle Patricio Ferrandiz 40
E-03700 Denia/Alicante
España

Schreiben Sie mir und fordern Sie mein kostenloses Informationsmaterial an.

Telefon: 00 34/96/6 42 11 20
Fax: 00 34/96/5 78 47 15
http: www.trennkost.de
E-Mail: summ@trennkost.de

Liebe Leserinnen, liebe Leser,

täglich erreichen mich zahlreiche Briefe, E-Mails und Telefonate aus dem In- und Ausland, mit vielen Fragen zur Gewichtsabnahme und mit der Bitte, bei der Zusammenstellung von Essensplänen behilflich zu sein. Auch werde ich immer wieder aufgefordert, Seminare über Trennkost zu leiten.

Für Seminare fehlt mir leider die Zeit, doch ich freue mich, Ihnen mein 20-Stufen-Power-Programm vorstellen zu können. Während dieser Zeit lernen Sie Ihren Körper besser kennen und bauen daher Ihr Übergewicht logisch und gefühlvoll ab.

Folgendes Programm erwartet Sie:
O Ein komplett ausgearbeitetes Programm zur Gewichtsabnahme mit vielen, vielen Rezepten
O Einstiegswoche, Fortsetzungswoche, Powerplan
O Persönliche Fragebögen zur Selbsterkenntnis „Warum bin ich dick?"
O Motivation zur Gewichtsabnahme
O Vorschläge für die schnelle Küche
O Heißhunger auf Süßes: „Wie kann ich das bewältigen?"
Und, und, und …

Diese Ausarbeitungen sind sehr persönlich und haben den Umfang eines dicken Leitz-Ordners. Ihr Trennkost-Kurs endet automatisch nach 10 Monaten. In dieser Zeit erhalten Sie zweimal im Monat Post von mir. Insgesamt also zwanzig Mal.
Nach Kursende stehe ich Ihnen gerne für weitere Fragen zur Verfügung. Außerdem können Sie Ihr erworbenes Wissen auch beruflich nutzen. Nach Abschluss des Fernlehrgangs erhalten Sie von mir ein Zertifikat, welches Sie berechtigt, eigenständig unter der Bezeichnung „Trennkost-Beraterin oder Berater" Kurse anzubieten.

Ich würde mich freuen, Sie begrüßen zu dürfen.

ISBN: 978-3-8094-2719-3

Umschlaggestaltung: aSH, agentur Sandra Haberkorn, Mundelsheim
Innenlayout: Epsilon2, Mundelsheim
Bildredaktion: Martina Fuchs
Redaktion: Anja Halveland
Rezeptfotos: Karl Newedel, München
außer: Falken Verlag: 10 u. (Archiv), U1 o. und u. (2), 36, 99, 100, 104,
(Carsten Eichner), 9, 15, 31, 32, 34, 39, 40, 42, 44, 45, 47, 53, 55, 56, 58, 59, 60,
61, 62, 65, 66, 67, 68, 69, 70, 71, 72, 73, 74, 75, 76, 77, 78, 79, 80, 81, 82, 84,
85, 86, 88, 91, 92, 93, 97, 98, 101, 102, 105, 106, 107, 108, 109, 110, 111, 112,
113, 114, 115, 116, 117, 118 (TLC); Foto Blum, Rennerod: U1 (Autorenporträt), 8;
Südwest Verlag: 10 Mi. (Karl Newedel), 12 o. (Ingolf Hatz), 12 Mi. (Bernhard
Hecker), 10 o., 12 u. (Michael Holz)

Satz: aSH, agentur Sandra Haberkorn, Mundelsheim
Litho: Artilitho snc, Lavis (Trento)
Druck: Mohn media Mohndruck GmbH, Gütersloh

Printed in Germany

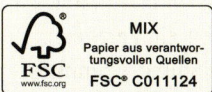

MIX
Papier aus verantwor-
tungsvollen Quellen
FSC® C011124

Verlagsgruppe Random House FSC-DEU-0100
Das für diesen Titel verwendete FSC©-zertifizierte Papier *Profisilk* wurde
produziert von Sappi Alfeld.

817 2635 4453 6271